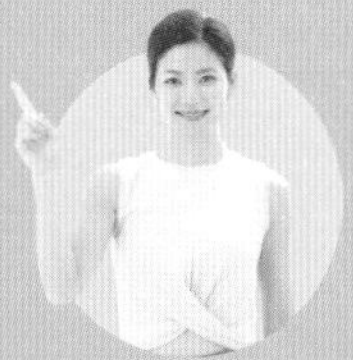

身體僵硬是萬病之源

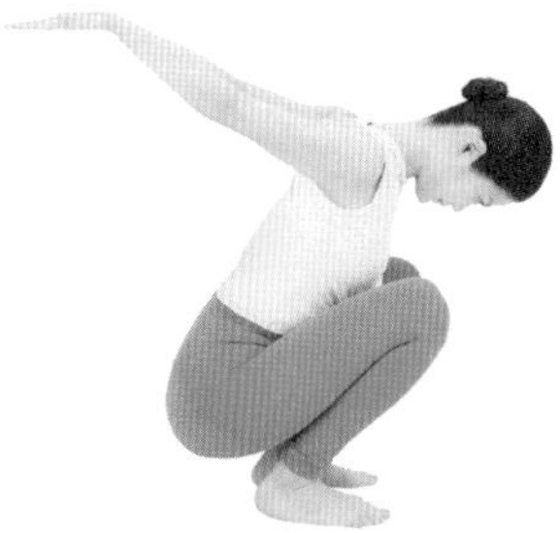

すごい自力整体

神奇的自力整體

矢上真理惠／著

矢上裕／監修

賴惠鈴／譯

我現在深深地感受到，
美麗與健康的條件是「暖和、柔軟的身體」，
而這也是自力整體的終點。

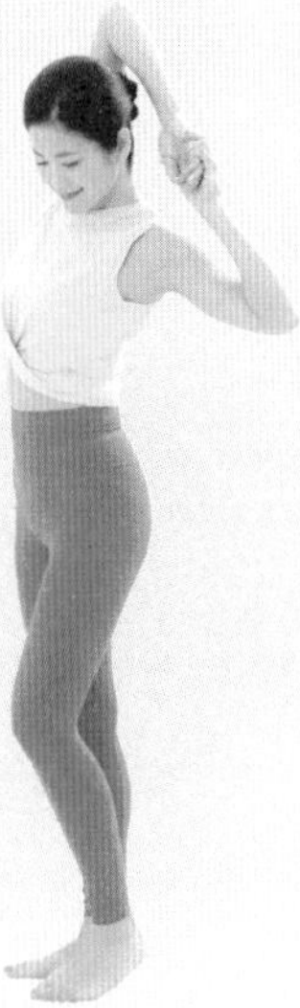

目錄

※ 骨頭或關節已變形、正在接受治療、疼痛的患者以及孕婦，在實踐本書作法前請先諮詢醫生確認。

Chapter 1 了解身體歪斜的原因&自力整體的好處

Chapter 2

惱人的不適立刻消除！改善各種症狀的「自力整體」

Chapter 3

放鬆後就能熟睡了！20分鐘自力整體循環訓練

前言

透過自力整體
找回「暖和、柔軟的身體」

大家好，我是矢上預防醫學研究所的指導教授矢上真理惠。

所謂的「自力整體」是指不假借他人之手、自己就能做的「專業整體技術」，**和一般的整體一樣都是用來放鬆肌肉、消除關節錯位、調整骨骼、消除僵硬或痠痛的方法**。家父矢上裕是針灸師、整體治療師，在為患者針灸、治療的過程中，摸索出一套有效的方法，再加以研究、改良，於一九八九年完成自力整體的獨家技術。其後，在兵庫縣西宮市開班授課，透過學員們口耳相傳的好評，加上後來又出書、上節目，因而受到極大的注目，許多身體不適的人陸續從日本全國各地蜂擁而至。現在大約有五百名指導者、一萬五千名學員。

我從懂事開始，就看著父親他「治療患者、指導學員自力整體」的背影長大，也親眼見證了學員們愈來愈有活力的樣子，其中，很多學員之前透過針灸、整體、瑜伽也無法改善的不適及疼痛，最終都能靠自己的力量成功解決了。

如今我繼承父親的意志，利用海外留學的機會在歐洲各地、加拿大、以色列等地開設自力整體的課程或工作坊。二〇一九年後將據點移回日本，目前與父親一起推廣自力整體的活動。

「冰冷、僵硬的身體」是不適與病痛的源頭

我現在深深地感受到，美麗與健康的條件是「暖和、柔軟的身體」，而這也是自力整體的終點。因為人體與生俱來、本來就應該是暖和又柔軟，如果要舉例，柔軟程

度應該就是嬰兒般的身體。與此相對，「冰冷、僵硬的身體」是不舒服及病痛的源頭，說得更極端一點，我覺得那樣的身體是近乎死亡的狀態。

隨著遠距離工作和智慧型手機的普及，很多時候當我們意識過來時，身體早已經保持相同的姿勢好幾個小時了，只動到指尖和眼球——這正是為什麼現代人普遍都有肌肉僵硬、關節卡卡的問題，一旦這種狀態「慢性化」，身體就會出現疼痛與不舒服的症狀，甚至生病。事實上，**有時候伸展一下身體、隨意動一動、使用非慣用手的另一隻手來做事，也是一種自力整體**。請相信我，無須借助任何人的力量，每個人都能靠自己輕鬆找回「暖和、柔軟的身體」。

「自力整體」可以讓身體有這些變化

剛開始來教室上課的學員，通常都是身體冰冷、僵硬、歪斜的人，不過，只要學會了自力整體，並自己在家裡做一段時間，不舒服的情況通常都能有所改善。我曾經收到以下的迴響：

- 血液循環變好。
- 水腫、手腳冰冷的情況改善。
- 不再覺得身體僵硬、疼痛。
- 可以好好熟睡了。
- 半夜起來上廁所的次數減少。
- 不再便祕。
- 不知不覺健康地瘦了下來。
- 不再受到經痛或經前症候群（PMS）的困擾。
- 明明是更年期，卻沒有不舒服的症狀；或者症狀獲得改善。
- 姿勢、體態變好了。
- 消除眼睛疲勞等。

其中，有很多人都在不知不覺的狀態下健康地瘦了下來，這也是自力整體的最大特色之一。為什麼？鬆開肌肉及關節，藉此改善血液或淋巴的循環，從而讓身體放鬆之後，就得以熟睡，如此就能提升代謝及排泄力。

關於「自力整體」實際上如何操作進行，請見頁二十六；至於透過自力整體進而得到理想體態的真人實證，請見頁三十。

「自力整體」拯救、改變了我的人生

事實上，我以前也一直有「身體冰冷、僵硬、歪斜」的問題，並長期飽受困擾，而這樣的我之所以成為自力整體的指導者，無非是因為自力整體拯救了我的人生。

一九八四年，我出生於日本兵庫縣。成長環境有點特殊，原本職業是針灸師的父親為了追求自力整體的奧義，住進深山裡的瑜伽道場工作。四歲前，我身邊都是去那裡學習瑜伽或斷食的大人，後來父親在西宮市開設了整體治療所和自力整體教室，帶著我一起搬到了西宮市。

小時候，我是個很文靜、很害羞的女孩子，但是在一九九五年一月十七日的清晨，我的人生改變了。當時就讀小學五年級的我，因為想隨父親去東京攝影，向學校請假，在車站與父親一起等著第一班火車發車。發車鈴響的同時，那場大地震也發生了——震度高達芮氏規模七．三的阪神—淡路大地震。

我和家人都撿回一條命，但我深愛的朋友、一向對我很親切的鄰居、熟悉的街道在我眼前瞬間消失。受到那樣的衝擊，從此以後，我下意識地認為不能讓父母或身邊的人操心，於是完全將湧上心頭的恐懼與悲傷等情緒，深埋在內心的某個角落；我封印了文靜、害羞的自己，表現出活潑開朗的舉止，開始一天到頭往外跑。

升上國、高中後，我的行程表排滿了社團活動、補習班、玩耍、打工……，總之不給自己喘息的空間，將自己逼到極限，大概是因為只有這樣才能保持精神上的穩定吧！

另一方面，表面上雖然有很多朋友，但我記得自己不太善於好好處理情感上的糾紛，所以很難坦率地表現自己，或者真心地信賴對方。現在回想起來，可能是因為我不想再失去、再受傷，所以不敢跟別人建立起深刻的關係。

然而，這種生活方式讓我的內心變得愈來愈孤獨。

在紐約的豪情壯志，還有孤獨

高中畢業後，我前往美國，想找出自己想做的事。

我在紐約的美術大學學習服裝設計；就學過程中，幸運地得以進入電影製作發行公司環球影片實習，畢業後成為自由接案的創作者，在當地從事服裝設計，每天都過得十分忙碌。找到「我要成為世界知名設計師！」的夢想，立志總有一天要活躍於國際舞台上。就這樣，每天充滿了豪情壯志與良好的刺激。

徹夜不眠是家常便飯，睡覺基本上都只在沙發上小憩片刻。身體還活著，但其實已經處於疲於奔命的殭屍狀態，但我假裝沒注意到倦怠的感覺，拚命地追逐夢想。

只可惜，再怎麼沒日沒夜地努力，能在海外聲名大噪的日本人還是只有一小撮。我拚命努力的模樣簡直跟籠子裡拚命轉圈圈的倉鼠沒兩樣。

我一直用工作來轉移不安的情緒、避免與他人建立深刻的關係，結果反而感到更深刻的孤獨。

擺脫無法離開床鋪的日子

明明身心皆處於極限狀態，我仍為抓住新的工作機會搬到倫敦。搬到倫敦後，明明生活中充滿刺激、每天滿是期待，我卻一點也不開心。人類活著需要營養與休息，還有愛情與人際關係，但我卻一直拖著空空的軀殼，長期處於引擎全開的狀態，以致最後身心都熄火了，就連我找到的「夢想」也不知有何意義。

後來，即使天亮了我也不想離開床鋪，以憂鬱的心情一天拖過一天，甚至還想過乾脆消失算了……，不知該如何形容自己的心情，也不知能向誰傾訴。

來到倫敦的第二年夏天，我每天都躺在床上泣訴「怎麼會變成這樣」，開始對這樣的自己感到不耐煩。

「到底該就這樣真的消失，還是面對問題呢……？」

我躺在床上，雙眼無神地盯著天花板，不知怎地，突然冒出一個念頭：「我想回家自力整體。」於是我正襟危坐，打開膝蓋，雙手置於腹部。我一邊吐氣，就像磕頭似地，慢慢地、慢慢地把額頭貼在地板上。接著，一邊搖晃屁股，手貼著腹部……，突然，身體湧過一股暖流，我不知道那是什麼，但發現自己的身體很緊張、很僵硬。

那一瞬間，我在離故鄉千里之外的地方，第一次覺得自己與父親靠得好近。

「我是從什麼時候陷入如此冰冷又僵硬的狀態……。」

原本一直睡不著的我，在那天夜裡久違地熟睡了。現在再回頭看，我大概從小學五年級的那天開始就一直沒有好好地面對自己，一直往前跑，身心一直處於緊張的狀態，結果累壞了。

持續自力整體幾天之後，血液循環及排泄都有所改善，浮腫的身體變得好清爽；也不再手腳冰冷、倦怠，感覺身心都像長出翅膀似地輕盈了許多。

這件事讓我重新發現自力整體的神奇。就這樣，我找回暖和、柔軟的身體了。

身體改變，人生也會改變

靠自力整體找回健康之後，我開始對戀人和朋友敞開心房，並藉由參加活動身體的工作坊，逐漸改變。

不僅如此，我還考上夢寐以求的英國名門藝術大學中央聖馬丁學院，得以讓「身體」學習更有系統的藝術與設計。

在那之後，我終於找到自己真正想做的事。「我想向更多人傳授『面對自己的內心世界，找出身心的病痛，接受它，並找出自行治療的方法』。」

於是我想暫時保留自己的藝術家頭銜，開始學習各種與身體療癒有關的方法，並在倫敦教大家如何「自力整體」。

由於瑜伽早已滲透到倫敦人的生活中，因此他們對自力整體產生興趣是極其自然的結果。起初只是召集朋友們開課的小班制，經過親身感受到身體變化的人們口耳相傳，學員愈來愈多，課程也變得很搶手。

「『自力』是什麼意思？」每次外國學生問到這個問題，我都會回答：「**『自力』是日本的佛教用語喔。翻譯成英文大概是『self-power』的意思吧！**」

聽完我的說明，大家的眼睛都亮了，歡天喜地地說：「哦！self-power！」

後來學生們紛紛邀請我「希望老師也能來我的國家開課！」於是我在西班牙、荷蘭、希臘、以色列、加拿大等地舉行工作坊，每個國家的學員都給予我非常好的反饋。

然而，以上這些經驗讓我感到非常焦躁，因為我並非治療師，就算能指導自力整體的動作到一定程度，也無法正確傳授療癒自己的原理或方法。因此我結束了長達十六年的海外生活，回到日本，正式向父親學習自力整體。

我之所以能比以前更腳踏實地地前進，都要感謝自力整體讓我找回了身心的健康。但這不只是我個人圓滿的結局，各位的人生一定也能透過「自力整體」有所改變！

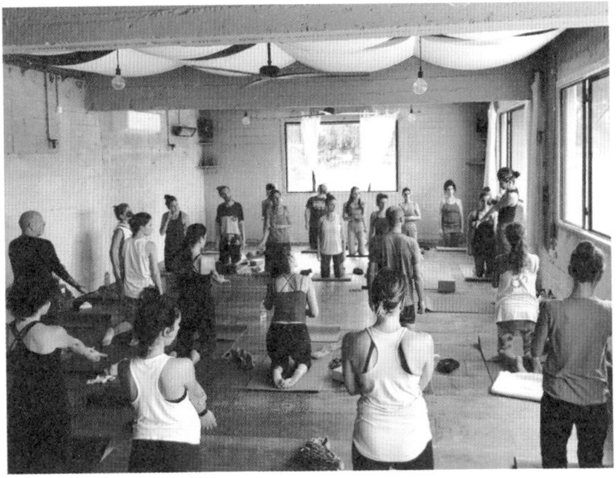

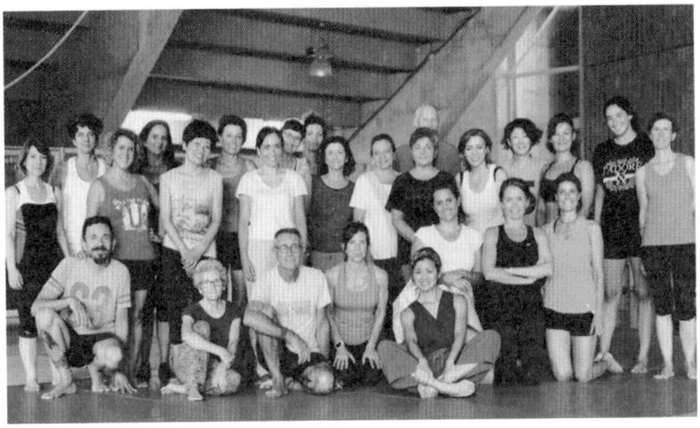

▲在以色列（上）與西班牙（下）舉行的自力整體工作坊。

的方式施作專業整體術？

由矢上裕親自示範

改善腰痛、坐骨神經痛

目標→消除骨盤的歪斜

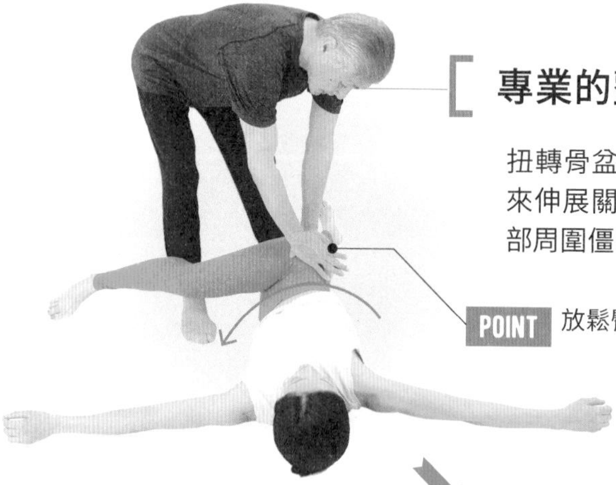

專業的整體技法

扭轉骨盆，利用體重來伸展關節，放鬆臀部周圍僵硬的肌肉。

POINT 放鬆臀部的肌肉。

自力整體這樣做

採用自力整體時，可改用毛巾勾住自己的腳，再將腳上下搖晃，給予深層刺激，就能放鬆臀部周圍的肌肉（更詳細的說明請見 P. 83）。

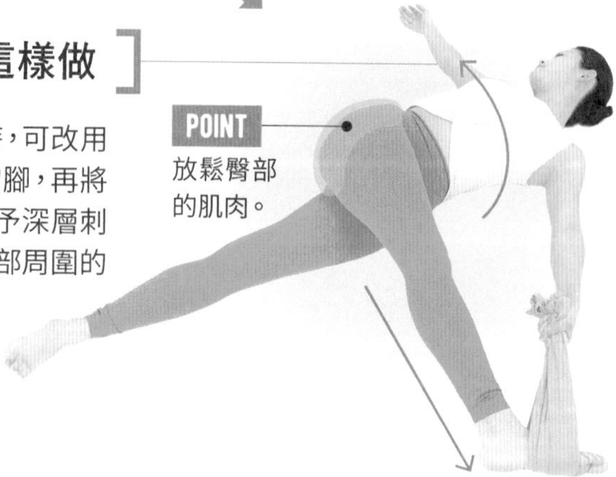

POINT 放鬆臀部的肌肉。

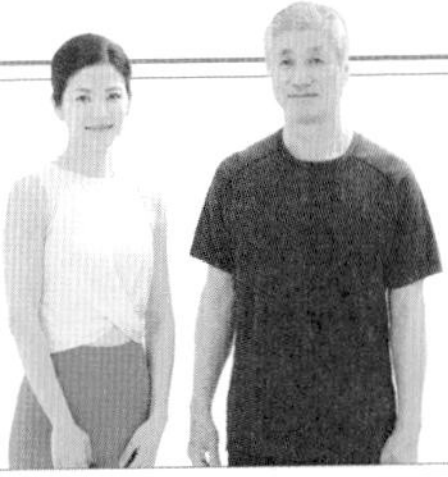

如何用「自力整體」

改善肩膀僵硬、駝背

目標→放鬆胸口緊繃的肌肉

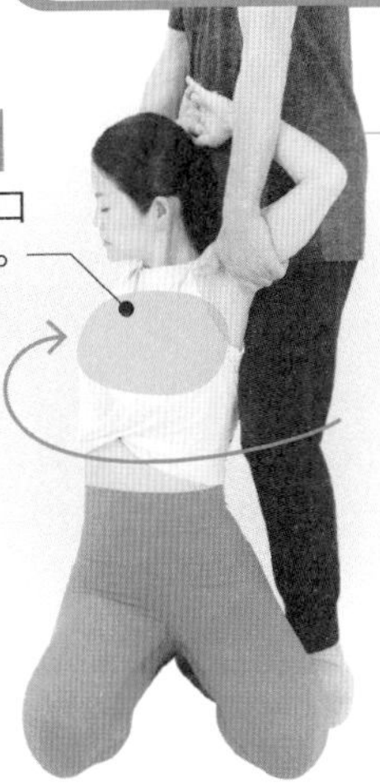

POINT
放鬆胸口的肌肉。

專業的整體技法

利用持續扭轉身體來刺激胸腔，以放鬆胸口周圍緊繃的肌肉。

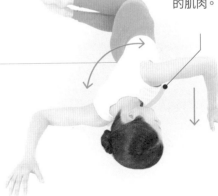

POINT
放鬆胸口的肌肉。

自力整體這樣做

利用自身體重對胸口加壓，來放鬆胸口周圍的緊繃肌肉；身體再繼續左右搖晃，能藉此給予更深層的刺激，達到更好的放鬆效果（更詳細的說明請見 P. 105）。

本書的使用方法

開始閱讀這本書之前，先為各位介紹本書的各章概要。

chapter 1

了解身體歪斜的原因&自力整體的好處：首先，會請各位檢查身體的歪斜程度，以說明歪斜之所以會造成僵硬、疼痛、不舒服的原因為何。另外，也會介紹可以與自力整體一起進行，讓身體更舒適的飲食習慣。

chapter 2

惱人的不適立刻消除！改善各種症狀的「自力整體」：肩膀僵硬、脖子僵硬、腰痛、坐骨神經痛、便祕、手腳冰冷、水腫、駝背、呼吸過淺、眼睛疲勞、生理期、懷孕、生產後、更年期失調、膝蓋痛、O形腿、X形腿等，如果想立刻消除以上不適症狀，只要立刻進行本章所介紹的自力整體就能立刻改善；比較複雜的動作也可以觀看影片進行。

chapter 3

放鬆後就能熟睡了！二十分鐘自力整體循環訓練：

大約二十分鐘的自力整體循環動作，就能從根本上改善身體的歪斜。建議每週進行兩次，但也可以每天進行。推薦給想立刻消除當天疲勞、想熟睡、想健康減重的人。

自力整體對身體非常好，進行時也不會感到疼痛，是一種連身體疼痛或老年人也可以愉快進行的自我保健運動。只不過，如果是身體硬邦邦、現在正劇烈疼痛的人，請先從能力所及的範圍內開始進行，切勿勉強。

為了保持美麗與健康，持之以恆比什麼都重要。只要持續下去，身體真的會出現變化喔！自力整體可以讓自己好好地放輕鬆。

來吧！一起藉由自力整體找回真正的自己！

※ 以下是實施 3 個月「自力整體」與「整食法」的結果；案例的年齡爲 2022 年 7 月 24 日的年齡

輕鬆瘦身的驚人結果！

宇城木之實女士／58 歲／身高 156 公分

體重減少 8.7公斤！不用丟掉以前的衣服了！

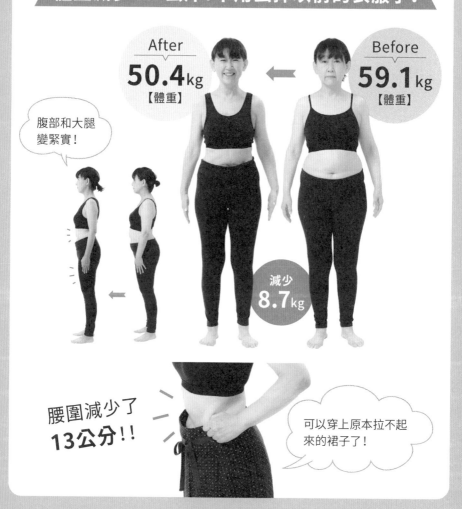

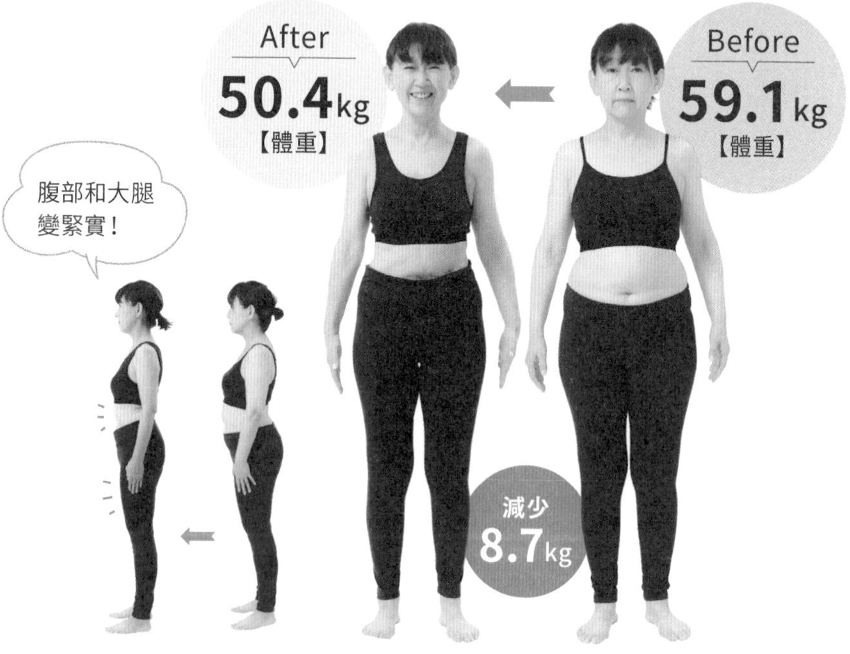
After
50.4kg
【體重】
Before
59.1kg
【體重】
腹部和大腿
變緊實！
減少
8.7kg

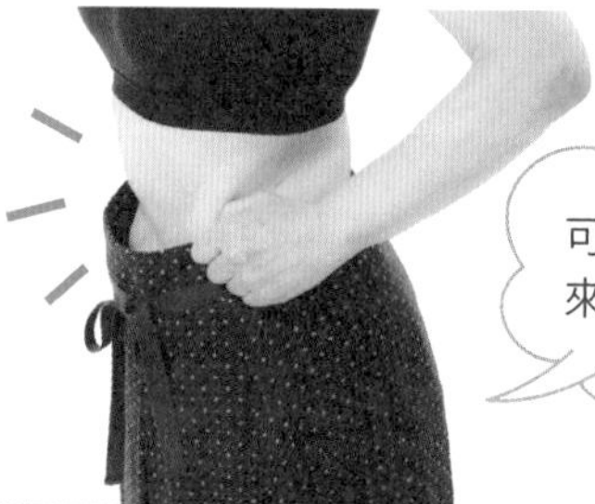
腰圍減少了
13公分!!
可以穿上原本拉不起
來的裙子了！

真人實證！透過自力整體

北條禮女士／51 歲／身高 162 公分

體重減少7.2公斤！疼痛的五十肩也消失了！

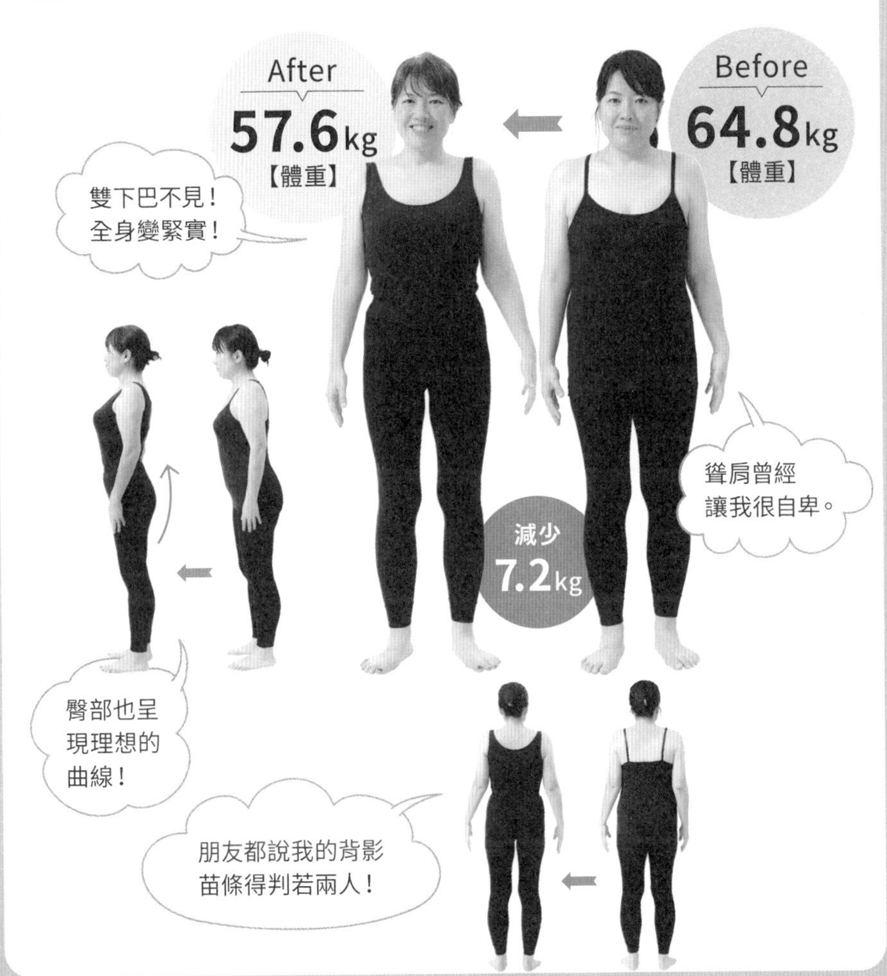
After
57.6kg
【體重】
Before
64.8kg
【體重】
雙下巴不見！全身變緊實！
聳肩曾經讓我很自卑。
減少
7.2kg
臀部也呈現理想的曲線！
朋友都說我的背影苗條得判若兩人！

森貴美女士（假名）／52 歲／身高 157 公分

減少6.1公斤！圓肩改善、背也挺直了！

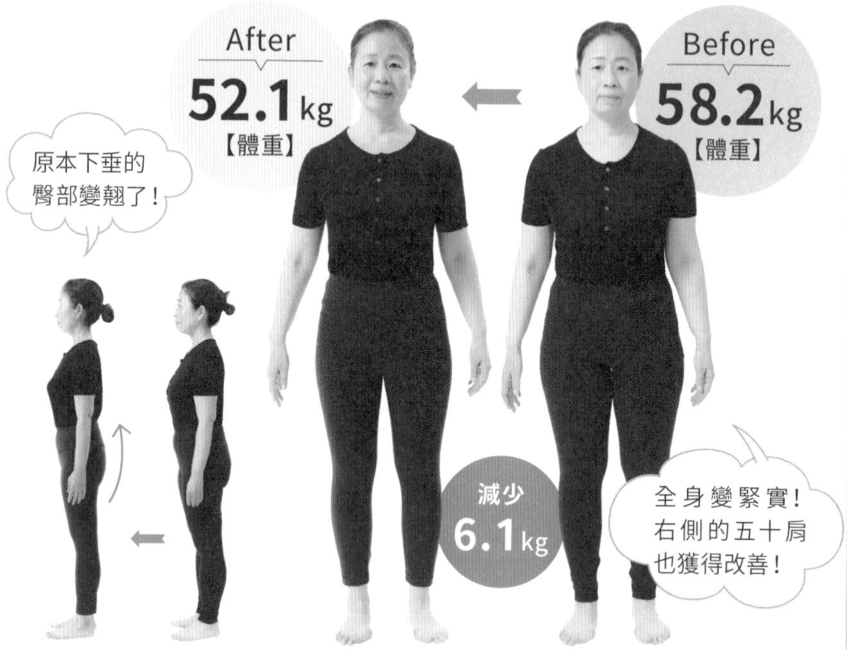
After
52.1kg
【體重】
Before
58.2kg
【體重】
原本下垂的
臀部變翹了！
減少
6.1kg
全身變緊實！
右側的五十肩
也獲得改善！

原本緊得要命的
牛仔褲，也變成
這樣了！

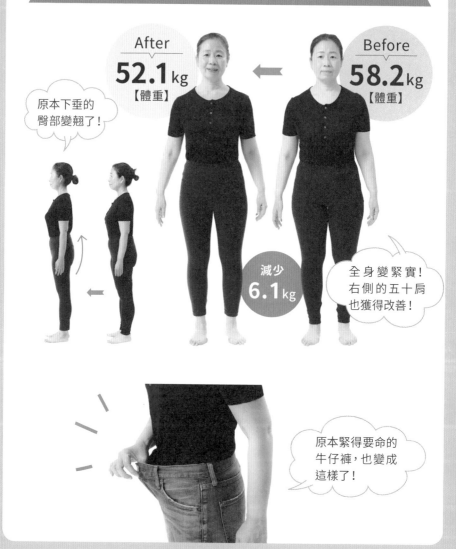

伊那宏之先生／58 歲／身高 177 公分

體重減少 11.2公斤！脊椎側彎也慢慢改善！

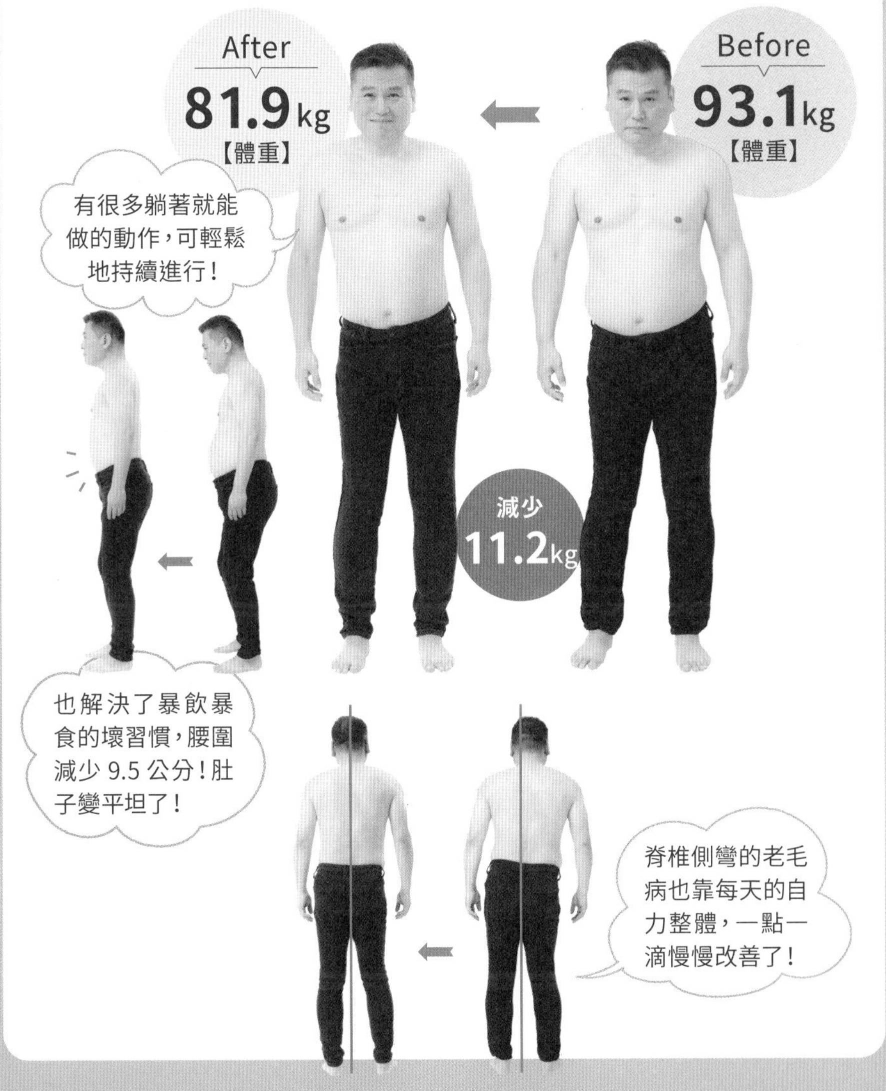
After
81.9kg
【體重】
Before
93.1kg
【體重】
減少
11.2kg
有很多躺著就能做的動作，可輕鬆地持續進行！
也解決了暴飲暴食的壞習慣，腰圍減少 9.5 公分！肚子變平坦了！
脊椎側彎的老毛病也靠每天的自力整體，一點一滴慢慢改善了！

真人實證！透過自力整體輕鬆瘦下來的驚人結果

大森康隆先生／38 歲／身高 175 公分

即使生活再忙碌，也能輕鬆減少5.8公斤！

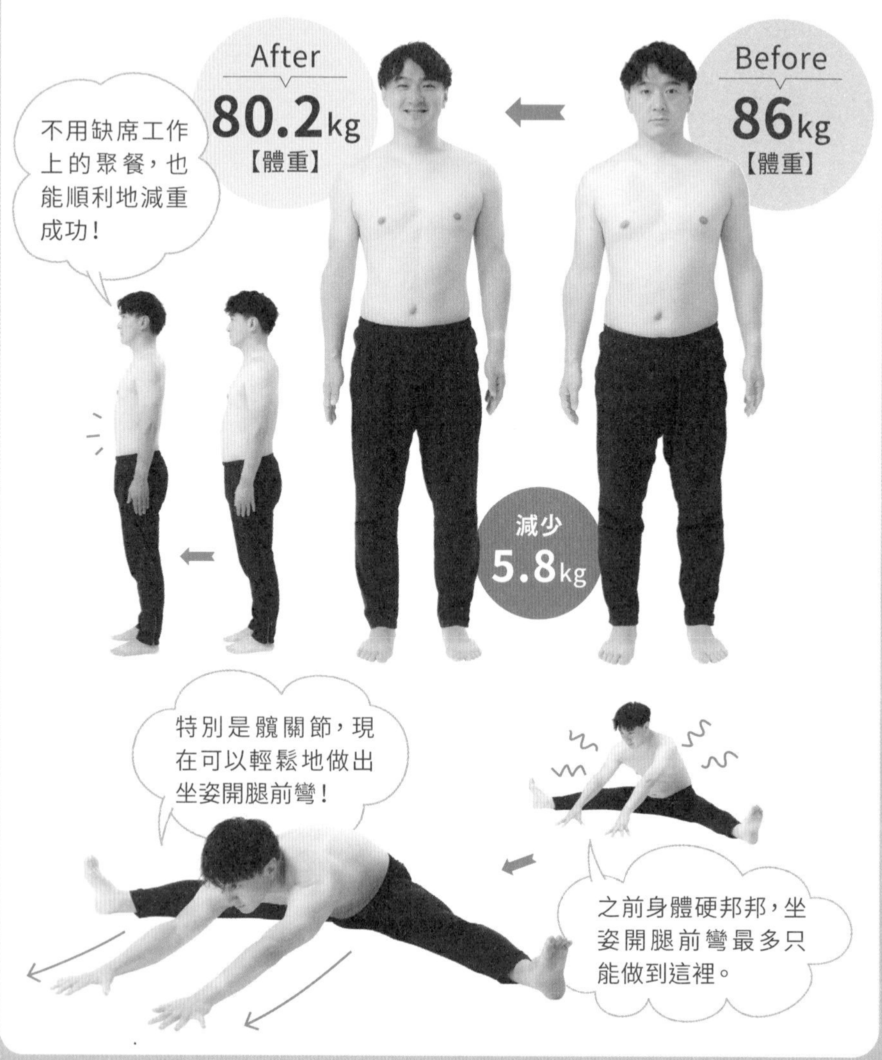
After
80.2kg
【體重】
Before
86kg
【體重】
減少
5.8kg
不用缺席工作上的聚餐，也能順利地減重成功！
特別是髖關節，現在可以輕鬆地做出坐姿開腿前彎！
之前身體硬邦邦，坐姿開腿前彎最多只能做到這裡。

專欄

寫給身體硬邦邦、擔心自己辦不到的人

看到「自力整體」的動作照，應該不少人一開始會以爲是瑜伽的動作，讓有些人擔心「我的身體很硬，應該辦不到」也不嘗試一下就直接放棄了吧？照片中是最理想的完成式，實際上從事自力整體時，一定會出現「身體硬邦邦，痛死了」或「我太胖了，實在做不到」的人。

然而，自力整體跟瑜伽不同，並不是以完成動作為目的；自力整體的目的，是「藉由擺出自力整體的動作來刺激周圍緊繃或僵硬的肌肉」。因此，就算無法做出完美的姿勢、就算做到一半停下來，只要能刺激到緊繃、僵硬的部位就可以了。換言之，只要能掌握到「即使無法完成姿勢，這種刺激也很有效果，僵硬的地方慢慢地放鬆了，感覺很舒服」的重點，就算成功了。

已有疼痛或僵硬症狀的人，起初可能會痛到做不來，但只要持續下去，能做得的動作就會愈來愈多，最後就可以輕鬆完成所有動作；不僅原本痛苦的症狀也消失了，還可以順便瘦下來，以上這些才是自力整體的目的。換句話說，自力整體就是「利用將原本辦不到的動作，變成辦得到的過程來治癒身體的行為」。

面對刺激，人體會先抵抗，表現出「疼痛」的排斥反應，但只要多次給予相同的刺激，身體就會慢慢適應，接受刺激——也就是不再疼痛，甚至變得很舒服。總之，身體不會永遠處於僵硬或疼痛的狀態，只要持續進行，一定會有所變化。

請相信這點，以「目的不是努力完成，而是體會那種刺激」的感覺持之以恆。只要順其自然地持續下去，相信我，身體眞的會有所改變！

Chapter 1

了解身體歪斜的原因&自力整體的好處

本章將帶大家了解各位自身歪斜的部位、歪斜的類型，以及僵硬和疼痛的成因、如何解決、如何預防等。除此之外，也會介紹進行自力整體時應該注意的重點。

了解身體僵硬和疼痛的成因

身體之所以僵硬及疼痛的成因，不外乎「骨格歪斜」、「血液循環不良」、「肌肉疲勞」等，而自力整體可以放鬆肌肉，藉此消除僵硬及疼痛的問題。

肌肉就像幫浦一樣，能夠促進血液及淋巴的循環。為此，一旦肌肉僵硬、緊繃，血液及淋巴的循環就會停滯不前，無法順利運送氧氣，導致身體處於缺氧狀態，如此老廢物質就很容易囤積在體內，沒多久就會產生僵硬及疼痛的症狀。

由此可見，**肌肉僵硬、緊繃的原因在於日常生活的姿勢不良或骨骼歪斜等。**之所以會如此，一般來說，主要分成以下幾種情況：

- **姿勢不良的習慣：**例如，坐的時候有翹腳的壞習慣。不自然地拉扯身體其中一邊，導致肌肉緊張、血液循環停滯不前，進而產生僵硬及疼痛的症狀。另外，駝背的人也因為背部縮成一團，導致胸肌僵硬、緊繃，肩胛骨的肌肉也會因此過於緊張，進而出現僵硬、痠痛的問題。

- **久坐，一直盯著手機不放**：長時間久坐，或長時間玩手機的人，也很容易出現血液循環不良的問題，以致手指及眼球周圍的肌肉疲勞，脖子、肩膀、背部、腰部的肌肉也跟著變得僵硬、緊繃。
- **骨骼歪斜**：骨骼一旦歪斜，周圍的肌肉就會變緊、變硬。例如，骨盆或肩胛骨原本應該是左右均衡的骨骼，倘若其中一邊下垂，拉扯到另一邊的骨骼，其周圍的肌肉就會變得緊繃。
- **呼吸太淺**：呼吸太淺時，身體會變得僵硬緊繃，尤其是駝背的人，因為未能充分活動到橫隔膜，以致胸腔容易變得緊張，造成附近的肌肉變硬、呼吸變淺。
- **內臟疲勞**：暴飲暴食、睡前還在吃東西的人，由於內臟一直在工作，無法休息，所以導致周圍的肌肉也很容易緊繃，進而產生僵硬和疼痛的症狀。

了解身體僵硬及疼痛的成因

診斷身體的歪斜程度

回答YES的部位可能有歪斜的問題。

這不是伸展動作，請仔細檢查身體是否歪斜。

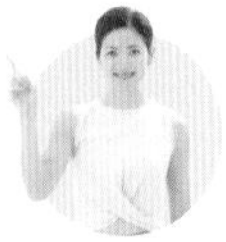

頸部

頸部不容易向左轉或向右轉

趴在地上，脖子向左轉或向右轉時，如果某邊轉不太過去，就表示有歪斜的可能性。

YES □　NO □

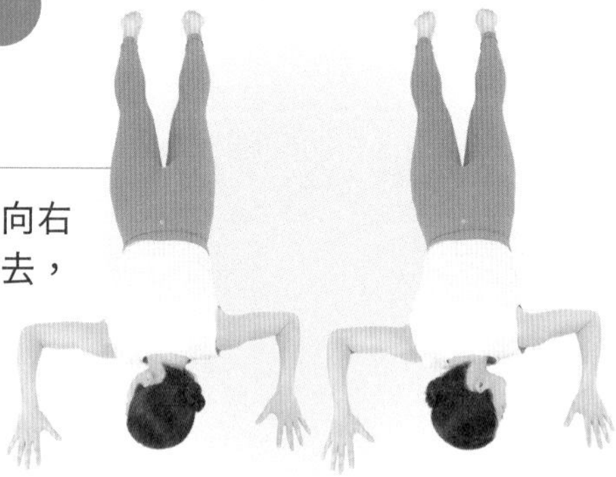

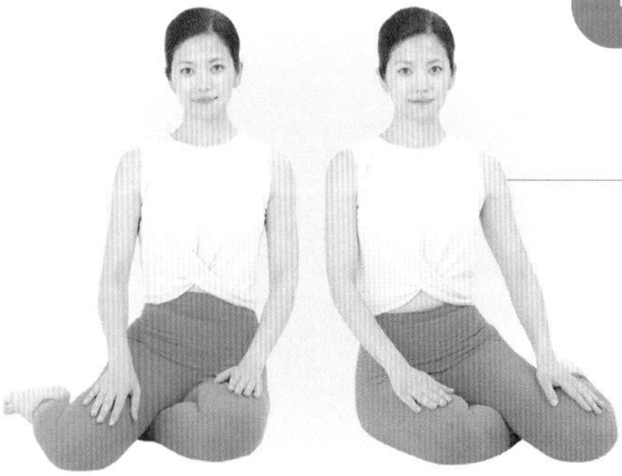

骨盆

不容易向左側坐或向右側坐

側坐時，如果有不容易向左側坐或向右側坐的情況，就表示骨盆有歪斜的可能性。

YES □　NO □

不容易抓住左腳或右腳的腳尖

髖關節

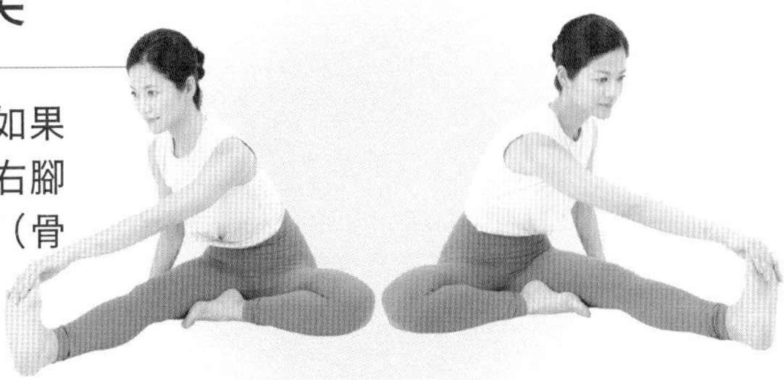

單腳伸直抓住腳尖時，如果比較不容易抓住左腳或右腳的腳尖，就表示髖關節（骨盆）有歪斜的可能性。

YES ☐　NO ☐

腳不容易向左倒或向右倒

薦髂關節

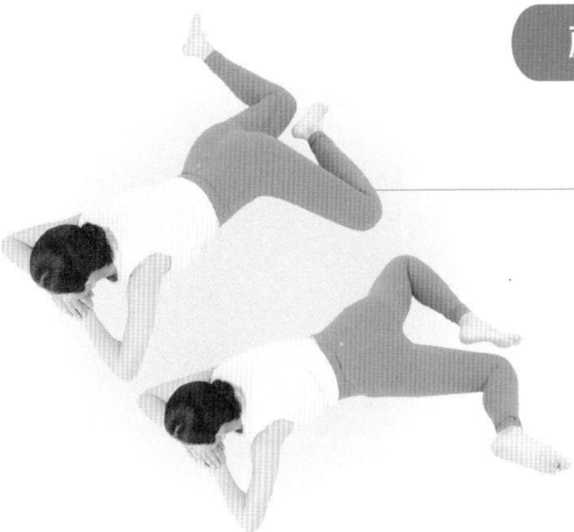

趴在地上，雙腳的膝蓋往左右兩側倒時，若不容易向左倒或向右倒，表示薦髂關節（或骨盆）有歪斜的可能性。

YES ☐　NO ☐

腳的內側碰不到

腳

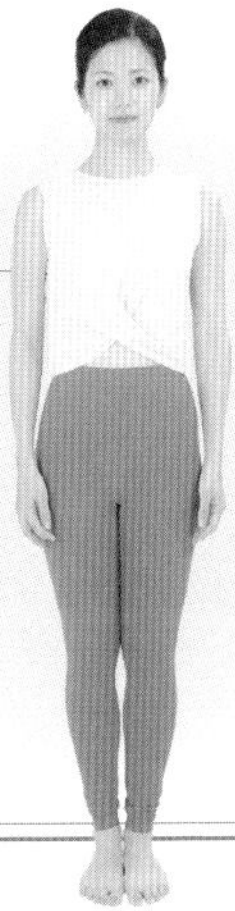

立正時，如果雙腳的內側無法緊緊地貼在一起，就表示腳有某種歪斜的可能性，比如，O 形腿或 X 形腿等。

YES ☐　NO ☐

「骨盆歪斜」之於全身的影響最嚴重

「調整骨盆」在自力整體中被視為最重要的一環，這是因為骨盆是人體骨骼的基礎，一旦「骨盆歪斜」就會對身體造成全面的影響。人體的全身骨骼都與骨盆相連，一旦骨盆歪斜，頭部、脖子、脊椎骨、手臂、腳的骨頭就會失去平衡，使該部位的肌肉隨時都處於緊繃的狀態，進而造成疼痛及身體不舒服。

如果放任骨盆歪斜不管，遲早會出現不良於行、排尿障礙等問題影響到日常生活。如果是女性，還容易產生經前症候群（PMS）及嚴重的經痛、不孕、難產、更年期失調等問題。

不分男女，每天都要檢查、調整骨盆歪斜，並且為了穩穩地支撐住骨盆，好好強化骨盆周圍的肌肉。

「CHAPTER 03放鬆後就能熟睡了！二十分鐘自力整體循環訓練」（請見頁一二四）就是教導各位如何以自力整體的方式，來調整骨盆歪斜的問題。請務必持續進行一段時間，一定能看見改善的成效。

骨盆一旦歪斜，全身也會跟著歪斜

—— 全身的骨骼和肌肉都會彎曲緊繃 ——

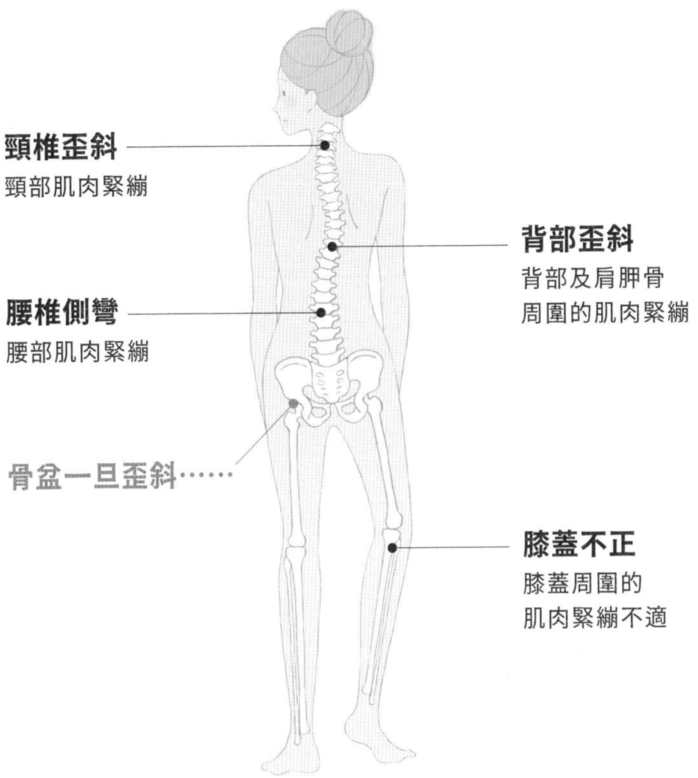

頸椎歪斜
頸部肌肉緊繃
背部歪斜
背部及肩胛骨周圍的肌肉緊繃
腰椎側彎
腰部肌肉緊繃
骨盆一旦歪斜……
膝蓋不正
膝蓋周圍的肌肉緊繃不適

透過骨盆歪斜類型了解疼痛與不適的來源

骨盆左傾或右傾

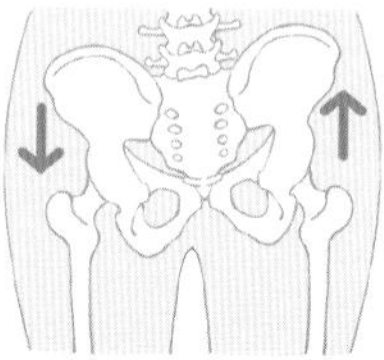

骨盆往左或往右傾斜的狀態。由於雙腳長度不一，以致走路、跑步時會對其中一邊的膝蓋或髖關節造成負擔。長此以往，就會併發膝蓋痛、坐骨神經痛等症狀。此外，脊椎骨也很容易因此歪斜，引起脊椎側彎。

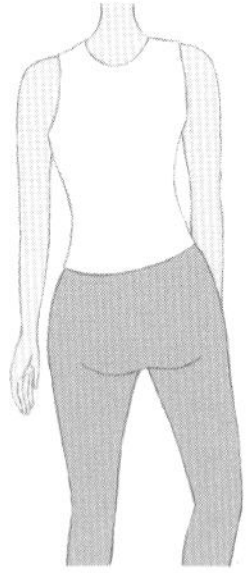

骨盆往一邊傾斜，脊椎骨也彎曲了

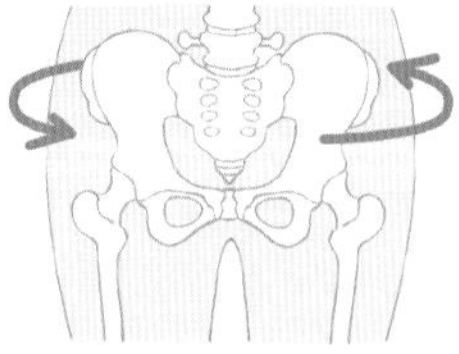

骨盆扭轉

意指骨盆扭轉的狀態。此狀態尤其會對脊椎造成負擔，很容易產生腰痛、肩膀痠痛、頭痛的症狀。

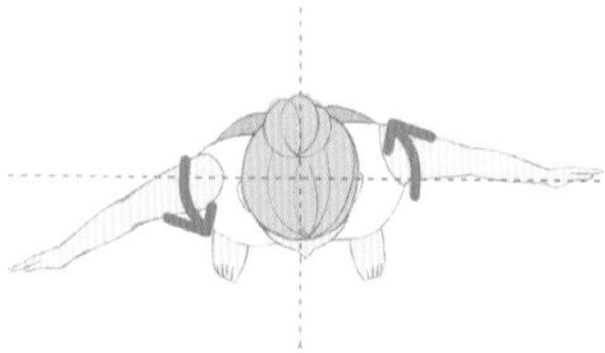

從上往下看骨盆「扭轉」的示意圖

骨盆前傾

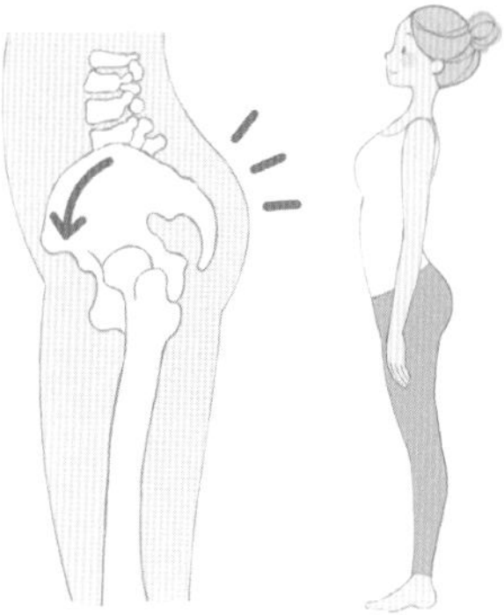

從側面看，骨盆的上半部往前傾，這種體型的特徵爲「腰部反折」、「駝背」、「小腹凸出」、「臀部橫向擴張」、「大腿往前隆起」。其中，腰部反折會造成腰椎周圍和大腿肌肉隨時處於緊繃狀態，以致容易引起腰痛及膝蓋痛等問題。

腰部反折是「骨盆前傾」顯而易見的特徵

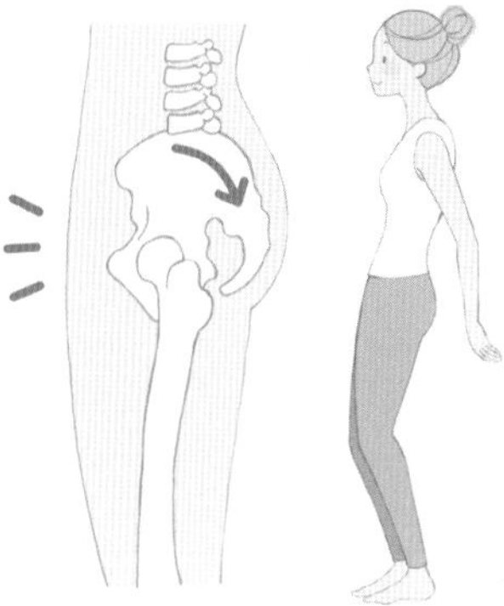

骨盆後傾

從側面看，骨盆的上半部往後傾，這種體型的特徵爲「駝背」、「小腹凸出」、「臀部下垂扁塌」。由於肩胛骨周圍的肌肉也隨時處於緊張狀態，因此也很容易引起肩膀痠痛。另外，也很難做出前彎、開腿、雙腳往前伸直的坐姿。

「骨盆後傾」很容易造成胸部或臀部下垂

自力整體的目標
是打造「理想的體態」

讓耳朵、肩頭、大轉子（大腿骨斜上方的突起）、腳踝呈現在一條直線上，是最爲理想的體態。

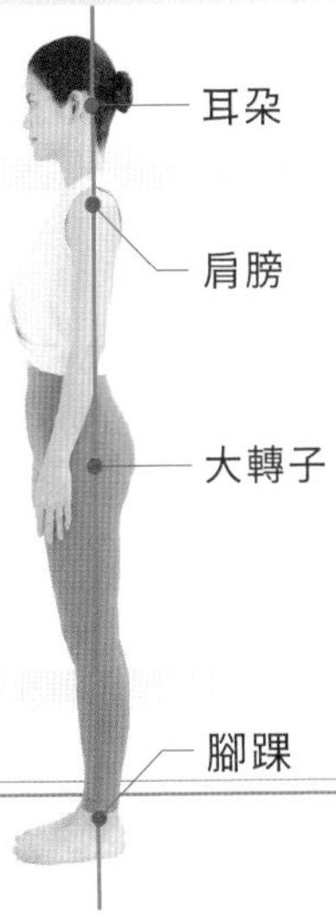

放鬆「腰大肌」，就能改善骨盆歪斜的問題

所謂的「骨盆歪斜」，實際上是指兩大關節「薦髖關節」和「髖關節」其中之一呈現錯位或歪斜的狀態；順帶一提，**在人體的骨骼中，並沒有名為「骨盆」的骨骼。**

「薦髖關節」位於薦骨與髂骨之間的關節；「髖關節」則是指大腿骨上面的球狀部分剛好卡入骨盆的部位。至於「骨盆位於正確的位置」的狀態，主要是指「薦髖關節」或「髖關節」沒有錯位的情形。

事實上，只要能消除這種錯位的狀態，讓「薦髖關節」或「髖關節」回到正常的位置，就能消除身體絕大部分僵硬及疼痛的問題。

為了使錯位恢復正常，重點在於放鬆對於這兩個關節來說最重要的肌肉——腰大肌。只要放鬆變得僵硬的腰大肌，就可以讓「薦髖關節」及「髖關節」擺脫緊繃的狀態，從而輕鬆解決錯位的問題。

除此之外，腰大肌對於走路及姿態也會造成很大的影響，因此平常就要時常放鬆，以免肌肉變硬。

為什麼腰大肌這麼重要？腰大肌是連接脊椎與大腿骨的唯一肌肉，所以一旦這條腰大肌變僵硬、

腰大肌在這裡！

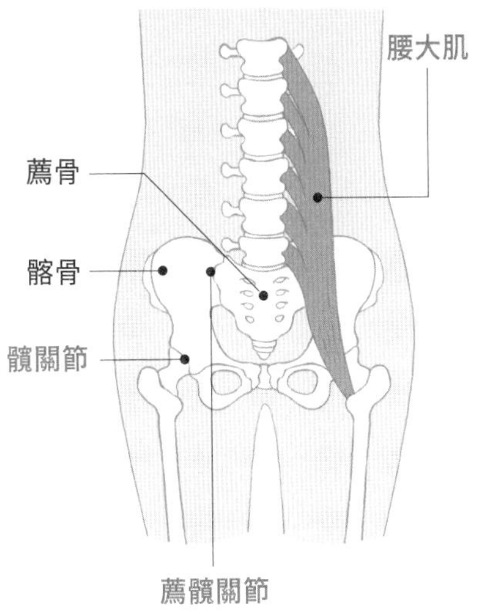

過度緊縮，就會讓髖關節的動作變得遲鈍，以致就連一點高低差也很容易絆倒、拖著腳走路，以及變得很難張開雙腳坐在地上。

另外，由於脊椎受到拉扯，因此就算想保持端正的姿勢，也堅持不了多久就會開始駝背。與此相對，只要腰大肌變柔軟，不僅走起路來會變得更加輕鬆，背部也容易保持在挺直狀態，不駝背。除此之外，還可以消除、預防腰痛及坐骨神經痛等問題的發生。

關於「放鬆腰大肌」的自力整體之具體方法，詳見頁七十八起。

如何預防與改善骨盆歪斜的問題？

建議身體歪斜的人，持續進行 CHAPTER 03 所介紹的「自力整體循環訓練」！該訓練是以骨盆為中心，主要是以放鬆骨盆周圍緊繃僵硬的肌肉為目標，進而讓骨骼回到正確的位置。除了積極地校正骨骼，**平常也要注意不做出會讓身體歪斜的動作，這點至關重要。**以下是主要的預防方法：

- 坐的時候不要翹腳。
- 隨時提醒自己不要駝背。
- 皮包或比較重的行李，請盡量輪流換邊背。
- 經常試著以平常沒在用的非慣用手做事。
- 坐的時候不要扭轉身體，例如：把電腦螢幕放在正前方，而非側邊。

骨盆周圍肌力衰退，也是造成全身歪斜的主因之一

骨盆周圍肌力衰退，也是造成身體歪斜的原因之一。骨骼或關節非常容易因為錯誤姿勢或不良生活習慣而再次錯位，為了不讓回正後的骨盆沒多久又開始歪斜，我們必須維持負責支撐骨盆的周圍肌力、預防肌力衰退，讓骨盆周圍的肌肉隨時處在有力的狀態，其中，加強支撐骨盆的「臀中肌」和「臀大肌」特別重要。

然而，**不要做重量訓練那種激烈的運動，而是以「持之以恆」為優先。**建議採取可以在日常生活中自然而然就能實踐的方法，而不是刻意找一段時間去加強。以我個人為例，我會利用刷牙等零碎時間來鍛鍊臀中肌和臀大肌。

訓練重點在於維持骨盆周圍的肌力

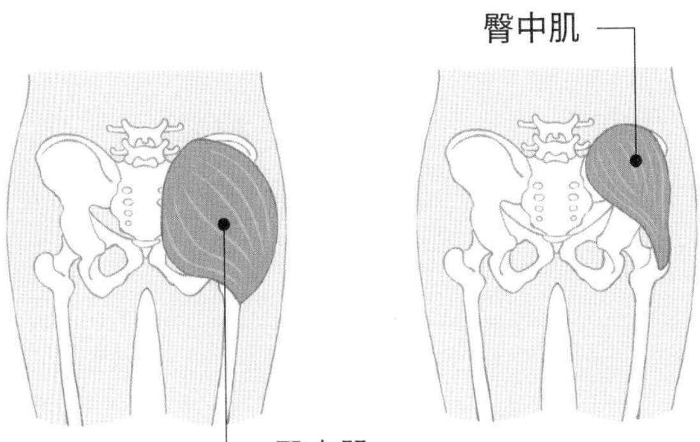

利用刷牙等零碎時間來實踐

如何鍛鍊骨盆周圍的肌力？

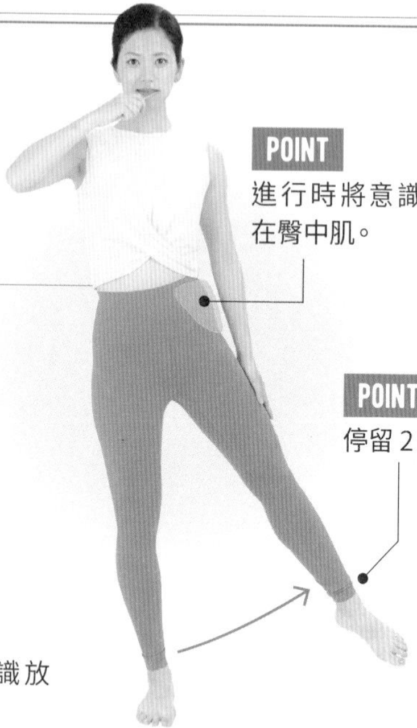

強化臀中肌→
單腳往側邊抬起

筆直站好，重心放在其中一隻腳上，再提起另一隻腳，往上張開到極限，停留2秒爲1次。左右腳依序各做10～15次（也可以用手扶著牆壁做）。

POINT
進行時將意識放在臀中肌。

POINT
停留 2 秒。

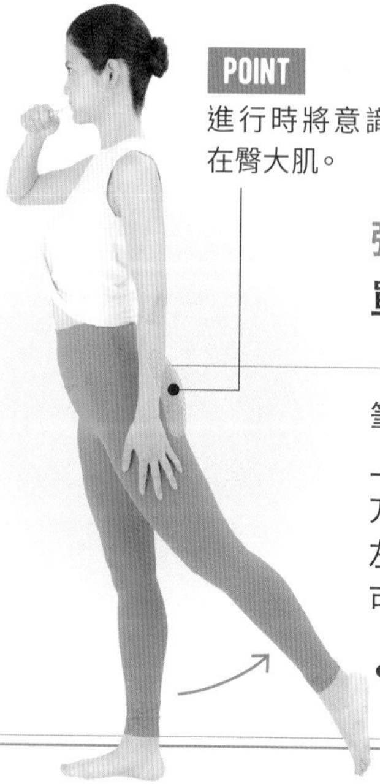

POINT
進行時將意識放在臀大肌。

強化臀大肌❶→
單腳往正後方抬起

筆直站好，重心放在其中一隻腳上。膝蓋打直，另一隻腳往正後方抬起到極限，停留2秒爲1次。左右腳依序各做10～15次（也可以用手扶著牆壁做）。

POINT 停留 2 秒。

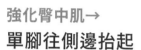

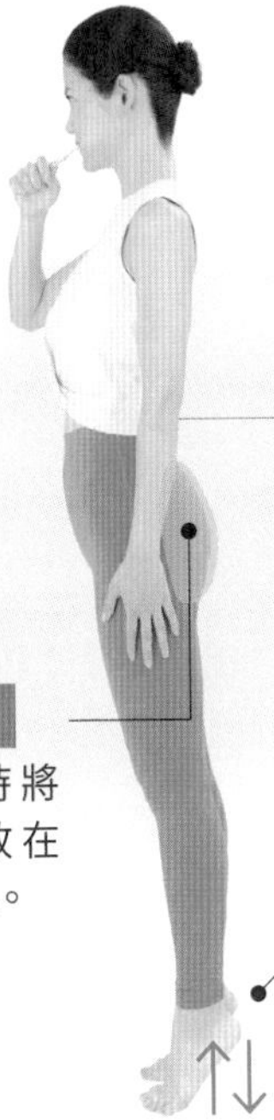

強化臀大肌❷→

上下提起腳後跟

雙腳微微張開，臀部夾緊，同時踮起雙腳腳尖。腳後跟上下提起、放下5公分，重複做30次。

POINT

進行時將意識放在臀大肌。

POINT

上、下踮起腳尖約5公分。

可以自然對臀部用力的綁大腿

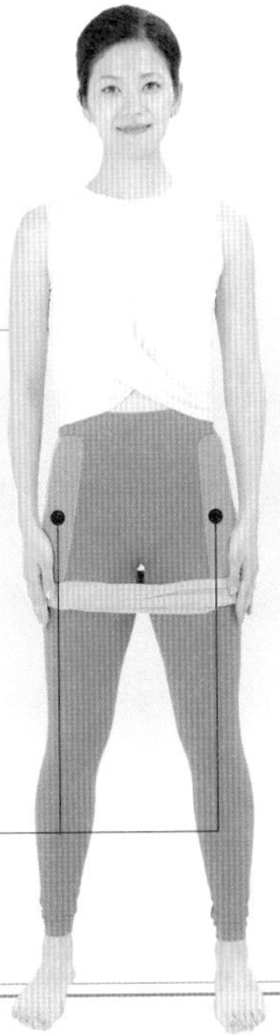

除了刷牙時間，也可以利用看電視或洗碗的時候運動，那就是用毛巾綁住大腿。如圖所示，請將毛巾綁在會自然對臀部用力的位置。此法不僅可以鍛鍊臀中肌及臀大肌，還能收緊容易鬆弛的薦髖關節。

POINT

每次張開雙腿的時候，都能有效鍛鍊到臀中肌和臀大肌哦！

自力整體之所以能讓人熟睡的理由

我總是告訴學員：「建議晚上再做自力整體。」這是因為做完之後肌肉放鬆，身體會變得無力，進而可以睡得非常非常熟，甚至還會一直打哈欠。之所以會如此，是因為做完自力整體之後，自律神經中讓身體休息的「副交感神經」處於優勢地位。

自律神經分成「交感神經」與「副交感神經」。交感神經是與日出一起活動的神經，副交感神經則是日落後才變得活潑，好讓人能夠好好休息的神經。**淺眠、半夜會醒來好幾次的人，很多時候都可能是因為自律神經的切換出了問題。**

根據我的經驗和觀察，做完自力整體的夜晚，大部分的學員都能熟睡，甚至有人回饋半夜上廁所的次數減少了、能一覺到天亮。以我個人為例，晚上教完自力整體的那天都能躺在床上自然睡著，一覺到天亮，早上就算不設鬧鐘也能神清氣爽地起床。

搭配「整食法」雙管齊下，整體效果更好

整套「自力整體」的觀念和實施方法，其實是以東洋醫學為基礎。

東洋醫學認為全身上下都有管路般的「經絡」，而「氣」（活化生命的來源）在經絡裡流通。其中最重要的莫過於連結五臟六腑與身體表面、大約有十四條的經絡。

一旦五臟六腑有哪裡不舒服，同一條經絡的相應部位就會感到疼痛或僵硬。

比方說，喝太多酒、肝臟疲勞的人很容易髖關節痛，這是因為肝臟與髖關節在同一條經絡上。

經絡上有稱為「穴道」的地方，是改善氣流的開關。東洋醫學認為只要刺激這些

穴道，就能使氣流暢通，改善身體健康。

其中，關節的經絡特別容易堵住，因此透過自力整體活動、伸展、放鬆關節就能讓氣流變好、變通暢。

通往肝臟的經絡

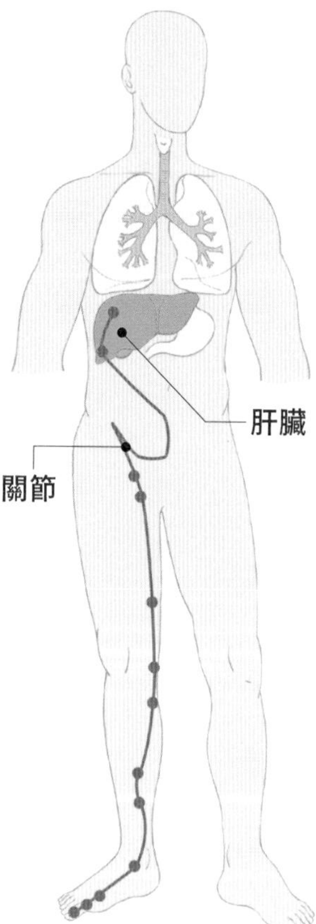

採取「整食法」，改善因內臟疲勞所造成的僵硬和疼痛

東洋醫學認為內臟疲勞也是造成身體僵硬及疼痛的原因。尤其是暴飲暴食、喜歡吃零食、有吃宵夜習慣的人，其六腑（腸、胃等器官）一直在工作，都沒有休息，簡直是累壞了。

舉例來說，**胃一旦累了，流經胃部經絡的「氣」就會為了忙著消除胃部的疲勞，以致在同一條經絡上發生僵硬或疼痛的症狀。**另外，大腸的蠕動也會停滯，導致排便不順暢（產生宿便），最後再進一步造成腸道下垂。其結果，是造成包覆內臟的腹膜向下拉扯，肋骨下垂，開始彎腰駝背，也會拉扯到肩膀及脖子的肌肉，引發僵硬及疼痛，陷入惡性循環。

此外，直到睡前都還在吃東西的人，等於是在食物還殘留在胃裡的情況下入眠，無法睡熟當然不用說，食物的重量也會導致胃下垂，對骨盆肌肉造成負擔，以致隔天

早上因此腰痛的人在所多有。

為了預防內臟疲勞，**採用自力整體調整骨骼狀態時，也要調整飲食，我們稱之為「整食法」**。這種飲食方式可以消除對胃的負擔，尤其能改善「胃經」（請見左圖示意）

通過胃部的經絡

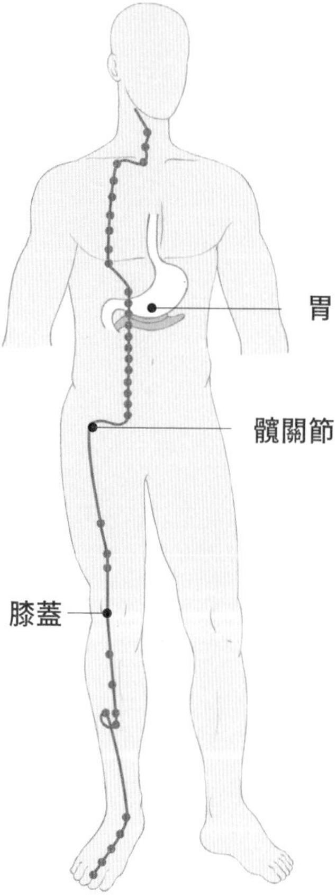

通過的部位其僵硬與疼痛的問題，因此也推薦給髖關節或膝蓋痛的人。

接下來，將為各位介紹執行「整食法」的具體方法。不過，執行這種飲食方式時請千萬不要勉強，若有宿疾者建議在執行前，先詢問醫生是否適合進行。

整食法❶ 睡前三小時內不要吃東西

盡可能不要在睡前三小時吃東西，保持在空腹的狀態下就寢。睡眠本來就是修復身體的時間，食物一旦殘留在胃裡，血液就會用來消化，無法兼顧修復身體的作業。其結果，就是身體還沒充分消除疲勞，天就亮了。

另外，人體就寢時會製造糞便，而空腹睡覺時製造糞便的作業會比較順利，這樣第二天一早就能順暢排便了。

話雖如此，如果沒吃東西無論如何都睡不著的話，建議可以吃點不會對腸胃造成負擔的稀飯。

整食法❷ 早上喝湯或飲料，減少攝取固體食物

這是為了盡量延長胃腸的休息時間。藉由減少攝取固體食物、多攝取一點水分，就有機會順利地排出宿便。

如果覺得餓著肚子很難受，同樣建議吃一點不會妨礙排便的粥。例如，將早餐換成水分或液體，就能增加排便次數，使腸道清爽舒暢。

採取這種飲食法，早上起床第一次排便多半還是相當硬，不過第二次就能排出水分比較多的糞便；事實上，第二次排出的便就是所謂的宿便。

身體不歪斜，就能不知不覺的輕鬆瘦下來？

撰寫本書的同時，我募集了願意體驗透過自力整體瘦身的受試者，請他們實踐了三個月「自力整體」與「整食法」。具提實踐內容如下：

- 每週實施兩次以上「二十分鐘自力整體循環訓練」（詳見頁一二四）。
- 執行「整食法」。
- 每週參加一次矢上真理惠的線上課程（九十分鐘）。
- 每月接受一次矢上真理惠的私人諮商。
- 每週與矢上裕問答一次，並與小組成員分享。

開始執行三個月之後，每位受試者都有了顯著的改變：骨骼不再歪斜、多餘的脂肪減少、身體線條比以前更緊實；關節也變得柔軟，還有人能輕易地做出坐姿開腿前彎的動作。

自力整體時，我會指導學員「不要只把注意力放在降低體重這部分」，是因為要在改善疼痛及不舒服的過程中，就能自然而然地恢復成適當的體重。

節食或其他不夠全面的瘦身方法，只會在減少脂肪的同時也一併減少肌肉量，如此一來，運動器官很容易出問題，以致骨骼也很容易跟著歪斜。尤其，當肌肉減少時更容易引發腰痛、膝蓋痛、髖關節痛等症狀發生。

此外誠如前述，自力整體有助於熟睡、能健康地瘦下來，因此又稱為「熟睡減肥法」。只要能熟睡，就能提升夜間的代謝，第二天一早的排便也會變得順暢。在這個瘦身企劃中也有很多人都深深地感受到效果，體重也都能順利地減下來。

如果認為自己體態不夠理想者，請務必嘗試「自力整體」和「整食法」。

專欄

讓自力整體實施效果加乘的重點

- **摘掉眼鏡或隱形眼鏡、手錶、項鍊**：事先摘掉這些東西，可以讓肌肉更放鬆。
- **事先換上睡衣之類的寬鬆服裝**：寬鬆的服裝不會對身體造成束縛，如此更能排出老廢物質。
- **請務必在空腹的情況下進行（進行自力整體的兩小時前不要吃任何東西）**：如果胃裡有食物，血液就會忙於消化，以致無法充分地運行到肌肉，如此一來，就會覺得身體不太舒服，而這也是造成肌肉痠痛的原因之一。

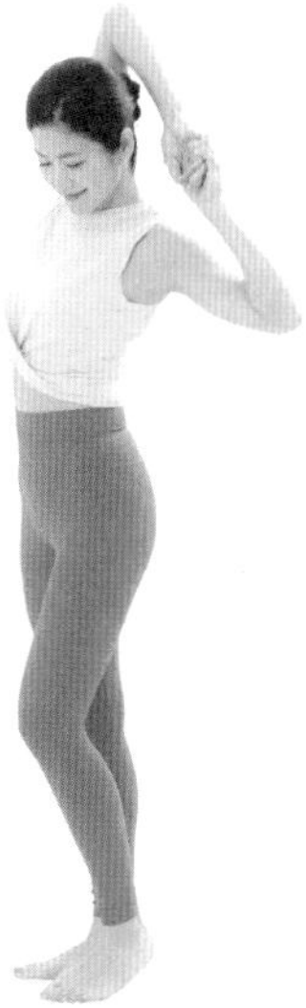

・**建議洗完澡再進行自力整體：**身體暖和，血液及淋巴的循環就會變好。如果在寒冷的環境下進行，身體會太冷，所以請在溫暖的環境下進行。切記，冷卻的肌肉也是造成抽筋等受傷的原因。

・**確保在可以集中精神的時間與空間進行：**進行自力整體時的前、後的時間，不要安排太多事情做。

・**次數及時長，按照自己的步調即可：**如果覺得「好像沒放鬆到」、「想再放鬆一下」，也可以多做一會兒，本書寫的時間及次數僅供參考。自力整體的重點，在於聆聽自己身體的感覺。如果是觀看影片學習，想多花一點時間的時候可以按下暫停鍵。

・**進行時請不要憋氣：**過程中請慢慢地深呼吸，保持自然呼吸，重點在於「不要憋氣」。每個動作之間不妨以「呼～」、「哈～」的方式吐氣，盡量放掉身體的力量。藉由放掉身體的力量，可以讓放鬆部分的血液循環更好，更容易消除痠痛疲勞。

• **以不會痛爲標準**：剛開始的時候請在感覺「很舒服」的情況下進行。待動作熟練、習慣以後，則不妨以「痛得剛剛好」的程度進行。

• **請盡可能選在晚上睡前進行**：做完自力整體之後身體會相當放鬆、想睡覺，甚至還會一直打哈欠。如果只能白天進行，最好確定接下來沒有安排其他事情。

• **將意識專注於體內的感覺**：自力整體也是一種「動態冥想」——藉由一邊活動身體，閉上雙眼，將平常聚焦於外在的注意力集中在自己體內，讓大腦休息，身心都得到放鬆就能熟睡了。觀看影片學習的人，請在熟悉後減少看畫面的時間，閉上眼睛，光靠聲音的引導來進行，效果更好。

• **「慢慢地」進行所有的動作**：請細心地對待自己的身體，千萬不要勉強。

• **平常也要提醒自己保持在「不讓身體歪斜的動作或姿勢」**：請務必改掉容易造成身體歪斜的動作或姿勢，自力整體的功效才能長久維持。

Chapter

2

惱人的不適立刻消除！改善各種症狀的「自力整體」

本章介紹的動作推薦給想盡快消除已經痛到難以忍受的僵硬或疼痛的人。除此之外，本章的自力整體也能用來預防僵硬及疼痛，防患於未然。

—改善肩頸僵硬—

放鬆肩頸肌肉，消除血液與淋巴的循環不良

肩膀和頸部之所以感到僵硬的原因，在於原本頭部的位置應該落在身體中央，卻往前偏移所致。為了支撐偏移的頭部，肩膀和頸部的肌肉就變得十分緊張僵硬。

頭部位置之所以會從身體的中央偏移，理由只有一個，那就是「姿勢不正確」。

例如，用電腦處理文書作業時，頭部已經很重了，若還繼續往前傾，就會用力拉扯後頸的肌肉，造成後頸肌肉緊張。另外，「久坐的人」也會受到血液循環不良的影響，導致肩膀或頸部僵硬、疼痛。

除此之外，經常玩手機所造成的「頸椎僵直」，也容易造成頭部出現往前傾的狀態。所謂的「頸椎僵直」，是指本來應該呈現C字形微彎的頸椎過度拉直，也就是俗稱的「烏龜頸」。

欲改善肩膀、頸部僵硬的重點，在於放鬆肩膀及頸部周圍的肌肉，同時也要提醒自己保持「正確的姿勢」。另一方面，過度使用眼睛、暴飲暴食也會出現肩膀、頸部僵硬的症狀，因此在日常生活中要隨時提醒自己讓眼睛及內臟休息，也十分重要。

坐姿腋下伸展

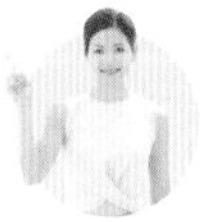

目標｜最好能感覺充分伸展到側腹！

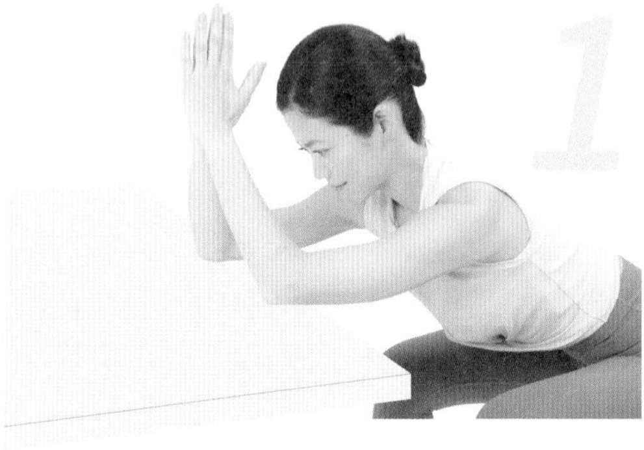

1 手肘放在桌上

手肘打開與肩膀同寬，放在桌上，雙手掌心貼合。

2 臀部向後推，頭部往下垂

臀部（椅子）向後推，同時，頭部往下垂放至感覺舒服的位置。雙手往後頸的方向帶；肩膀輕輕地左右搖晃。

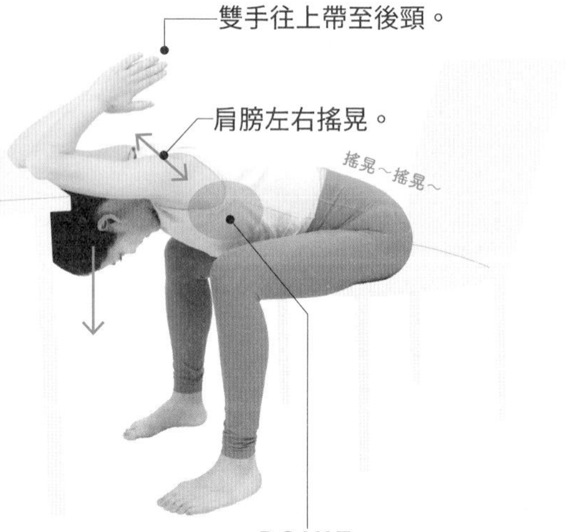

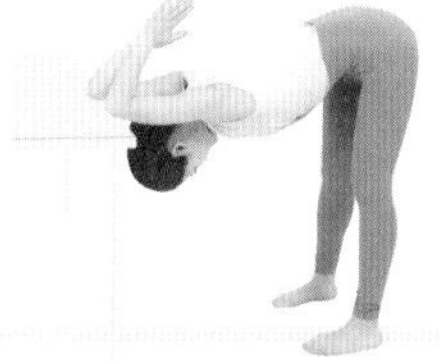

也可以這麼做！
站著做也可以。

POINT

肩膀左右搖晃，可加強側腹的伸展程度，感覺更加放鬆。

改善肩頸僵硬

雙手托下巴頸部伸展

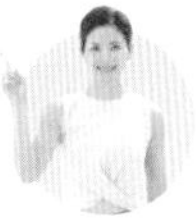

目標｜讓頸部恢復成原本C字形的自然彎曲。

僵直的頸部

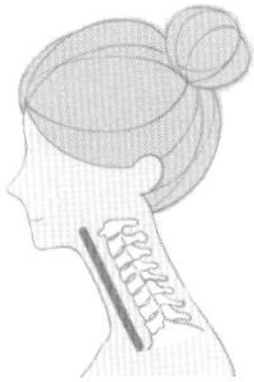

正常的頸部應呈微微的C字形

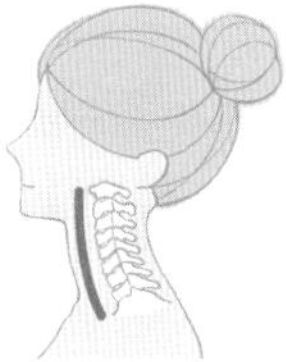

1 雙手撐著下巴，伸展頸部

雙手手肘靠在桌緣，左右手腕相貼，掌心往右左兩邊攤開，撐著下巴，伸展頸部。手肘碰不到的人請盡量靠近即可。

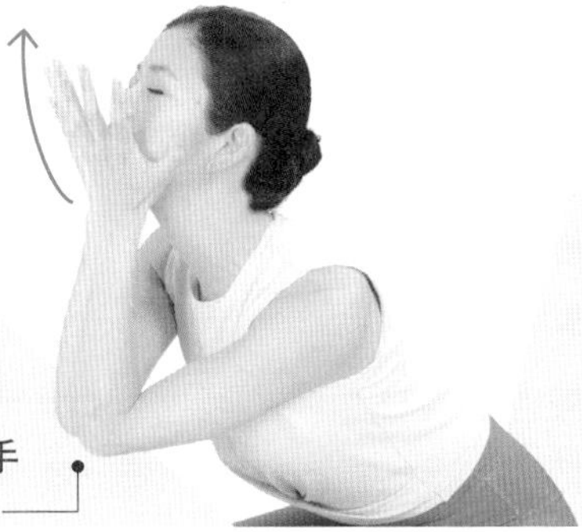

如果沒有感覺伸展到頸部，可以在手肘下方墊一本書，以增加高度。

2 頭部左右轉動

頸部放鬆，讓頭部左右轉動，將頭部的重量放在手上藉此伸展僵硬的頸部。

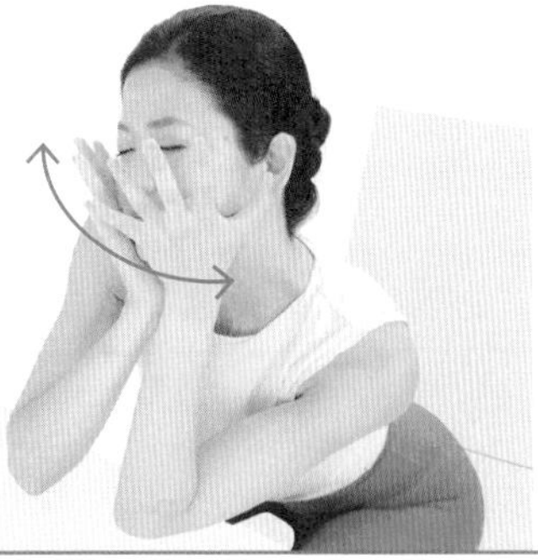

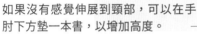

POINT

請慢慢、確實地伸展頸椎周圍緊繃的肌肉，以放輕鬆的感覺來進行。

改善肩頸僵硬

站姿腋下伸展

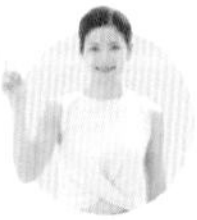

目標｜徹底放鬆肩膀後側和肩胛周圍。

1 雙手放在桌上

雙手打開，與肩膀同寬，放在桌上；雙腳也張開至與肩同寬站立。

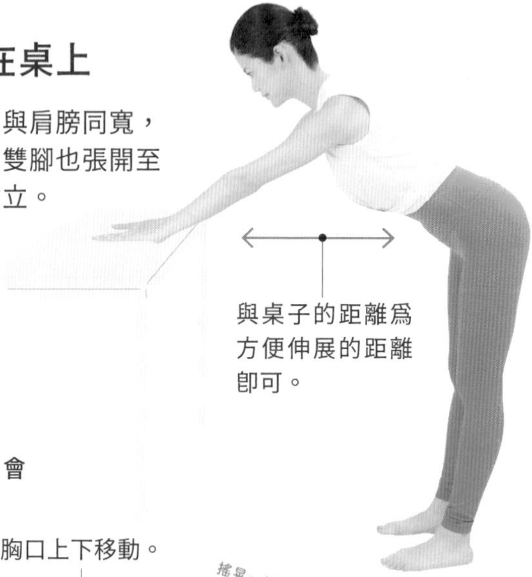

與桌子的距離爲方便伸展的距離即可。

POINT

充分伸展肩膀及側腹，會感覺愈來愈放鬆。

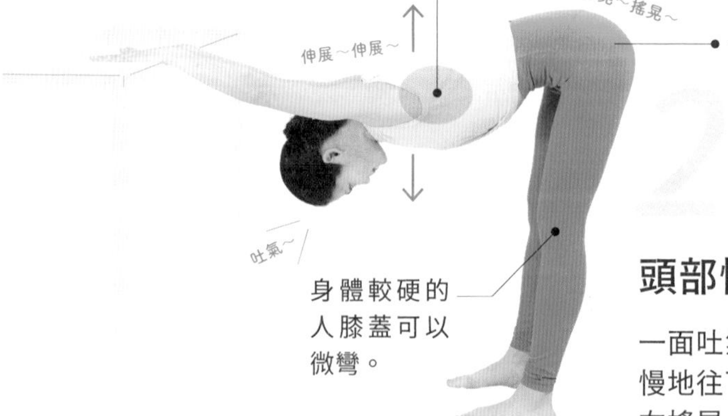

胸口上下移動。

臀部左右搖晃。

身體較硬的人膝蓋可以微彎。

2 頭部慢慢往下垂放

一面吐氣，一面將頭部慢慢地往下垂，同時臀部左右搖晃、胸口上下移動。

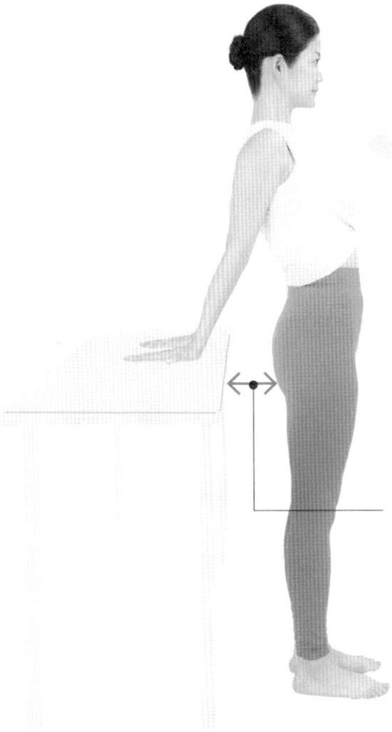
與桌子的距離爲自己
方便伸展的距離即可。

3 背對桌面，將雙手反手放在桌上

接著站在桌子前面，雙手打開與肩同寬，再反手放在桌上；雙腳也張開至與肩同寬站立。若手或腳無法張開至與肩膀同寬的人，可依能力所及稍微打開就好。

4 臀部慢慢地坐下

一面吐氣，一面將臀部慢慢地坐下至快要碰到地面。接著低頭，臀部上下移動。這個動作稍微困難些，請依能力所及勿勉強。

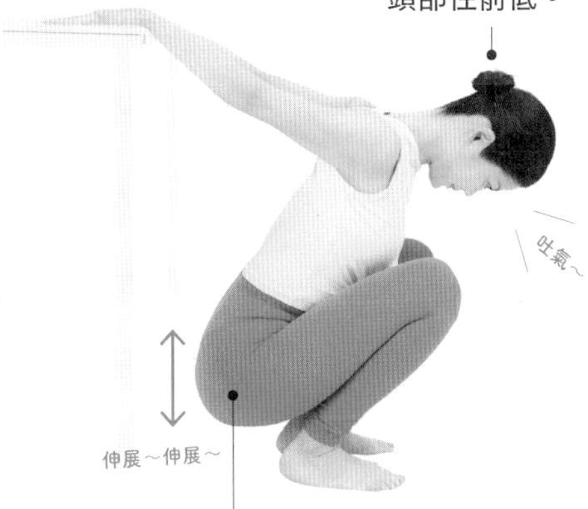
頭部往前低。
吐氣～
伸展～伸展～
臀部上下移動。

5 依照自己的節奏重複動作❶～❹數次

改善肩頸僵硬

趴姿頸部伸展

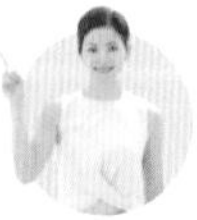

目標｜藉由下巴貼地的方式，伸展僵硬的頸部。

下巴貼地，透過伸展喉嚨的方式，放鬆頸部肌肉

趴在地上，手肘彎曲至與肩膀同高，掌心貼地，下巴盡可能放在前面的地板上。一邊將下巴往地面的方向壓，藉此伸展喉嚨，放鬆頸部。

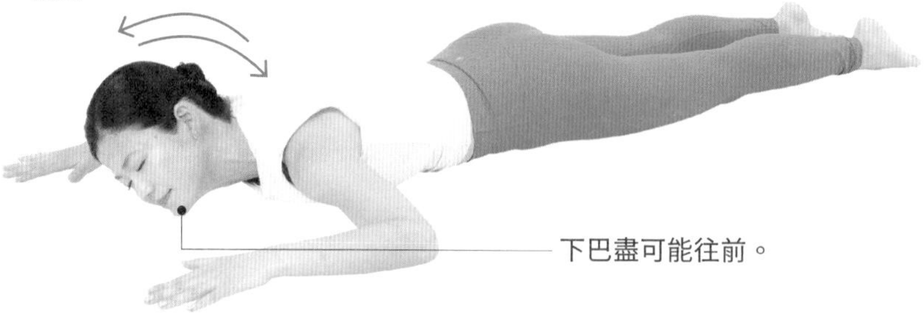

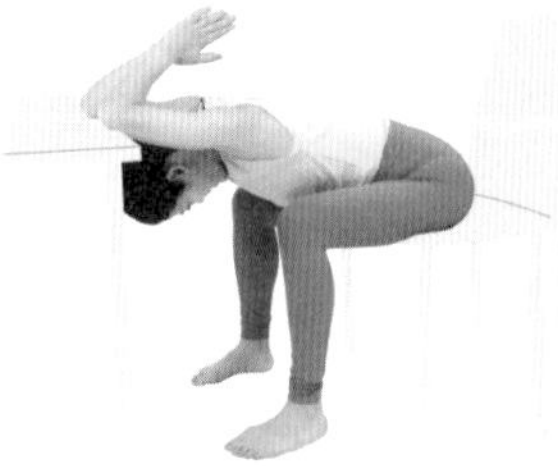

也可以這麼做！

「坐姿腋下伸展」(請見P.70)對於因僵直的頸部所造成的痠痛也非常有效。

一消除腰痛、坐骨神經痛一

放鬆「腰大肌」與「梨狀肌」，可緩解腰部不適症狀

有腰痛或坐骨神經痛的人，幾乎都是因為連接腰骨與大腿骨的肌肉「腰大肌」僵硬、緊繃所致。持續活動身體可以讓腰大肌保持柔軟有彈性，反之，如果長時間處於坐著的姿勢，肌肉就會緊繃、硬化。其中，一旦腰大肌變硬，鼠蹊部也會跟著變硬，雙腿就不容易做出開腿的動作。

順帶一提，腰痛發作時，腰椎下側第三到第五節的肌肉特別容易僵硬、緊縮。各

位可以參見左圖，便一目瞭然，因為腰椎第三～第五節正是與腰大肌相連的地方。

另外，**絕大多數造成坐骨神經痛的原因都是因為「梨狀肌」變硬所引發的炎症，這是因為梨狀肌底下就是坐骨神經。**如欲改善腰痛和坐骨神經痛，重點在於以放鬆「腰大肌」和「梨狀肌」為主。

除此之外，「腰部反折」的人很容易因為對腰椎持續造成負擔而引起腰痛問題，也很容易就此併發腰椎管狹窄症等毛病，所以千萬不可以置之不理。

最後，便祕也會影響腰大肌，造成腰大肌的緊繃，為此，重新審視飲食習慣、改善生活品質，也是改善腰痛的關鍵之一。

放鬆重點，在於伸展腰大肌與梨狀肌

腰大肌（前面）

腰椎第3～5節的肌肉
一旦緊繃，就很容易
出現腰痛。

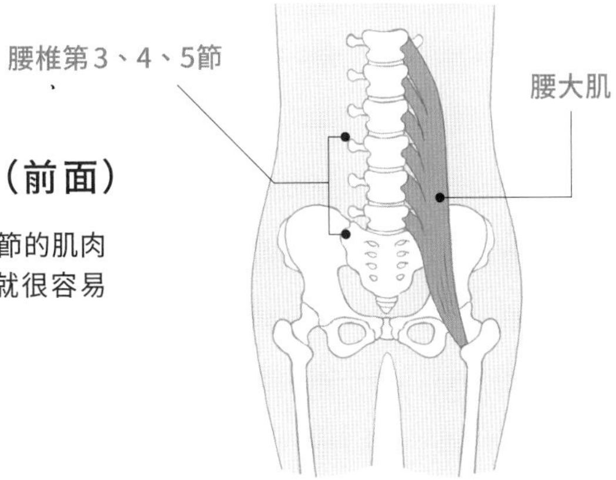

梨狀肌（背面）

梨狀肌一旦僵硬、
緊繃，就很容易出
現坐骨神經痛。

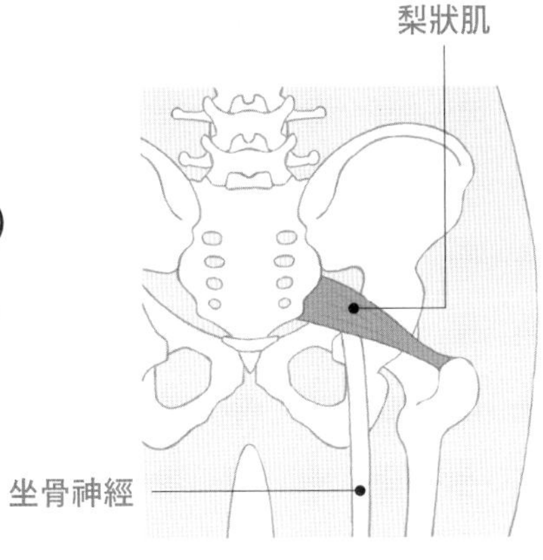

消除腰痛、 坐骨神經痛

趴姿梨狀肌伸展

可掃描QR CODE並參照書中的中文說明，搭配影片邊看邊做，更快上手!

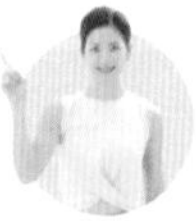

目標｜放鬆緊繃的梨狀肌，使薦髂關節保持彈性。

POINT

這個動作有些複雜，熟悉前不妨邊看影片邊做；這個動作也推薦給有經痛或經前症候群的人進行。

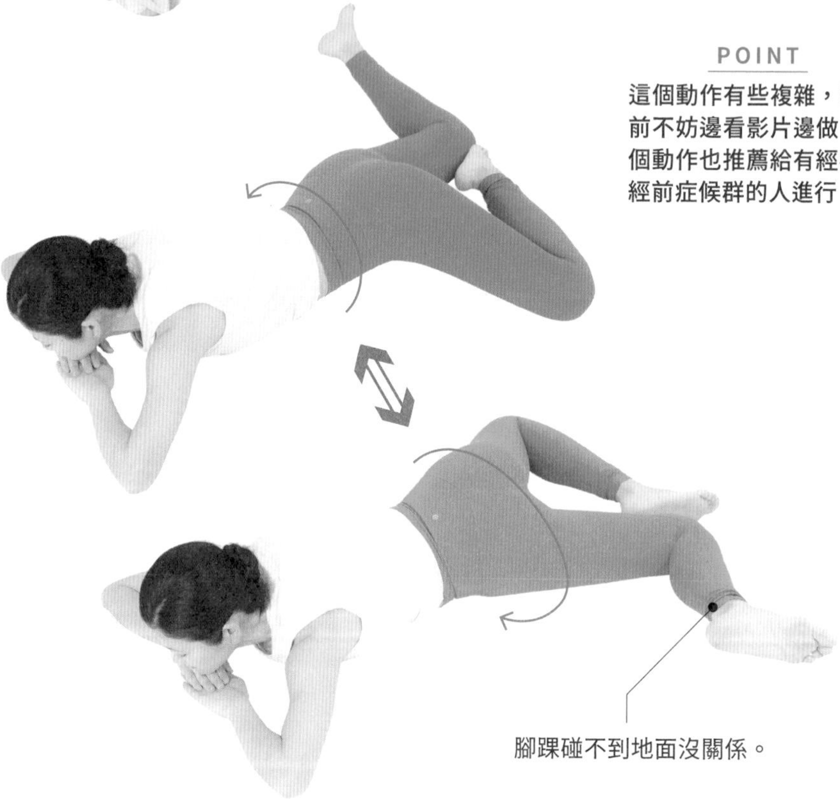

雙膝彎曲趴地，慢慢地往左右兩邊旋轉

趴地，雙手交疊將下巴放在手上。雙腳彎曲打開，讓雙腳像鐘擺似地慢慢往左右兩邊旋轉(可重複多次)。

2

臉朝左，
左膝向外側彎曲

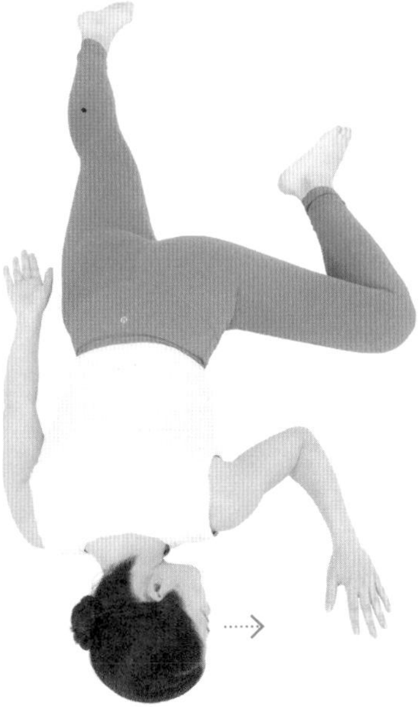

接著讓雙腳回到中間，臉朝左，右膝伸直、左膝保持彎曲並向外側打開，盡可能讓膝蓋落在腰部的高度；左手掌心貼地。

3

以放鬆右側薦髂關節的感覺來伸展。

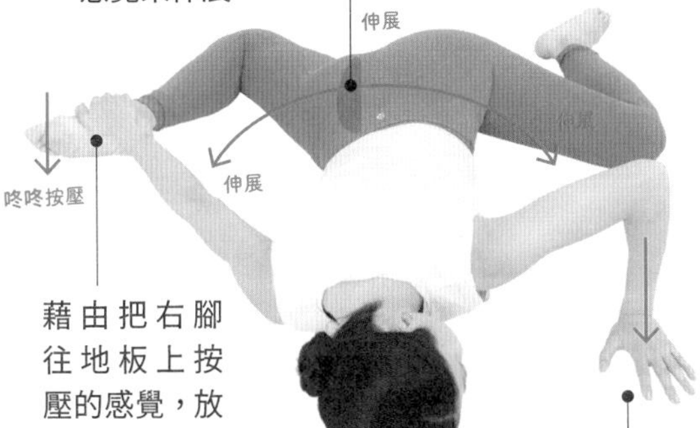

藉由把右腳往地板上按壓的感覺，放鬆右側的梨狀肌。

左手推地。

抓住右腳的內側腳踝伸展

左手掌心推向地面，右膝彎曲，右手抓住右腳的內側腳踝，慢慢地往外側伸展開來。利用雙手的反作用力，左右搖晃全身，藉此放鬆右側的薦髂關節。注意，若膝蓋與髖關節會痛的人請不要勉強進行。

4

左右腳交換，從動作❷開始重複一遍

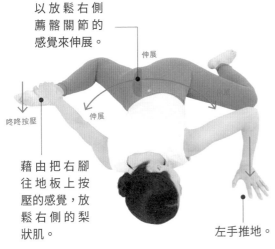

消除腰痛、 坐骨神經痛

鼠蹊部放鬆伸展

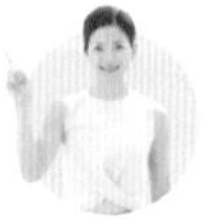

目標｜放鬆鼠蹊部，促進血液及淋巴的循環。

將左腳踝放在右大腿上

仰躺，立起右膝，將左腳踝外側放在右大腿上。

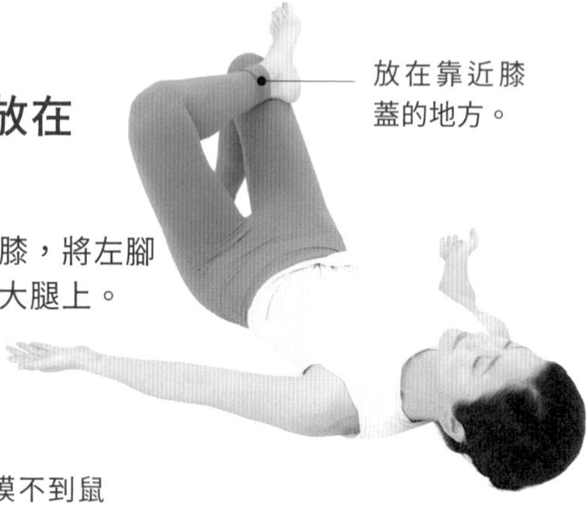

放在靠近膝蓋的地方。

若手摸不到鼠蹊部，也可用寶特瓶等工具來替代施壓。

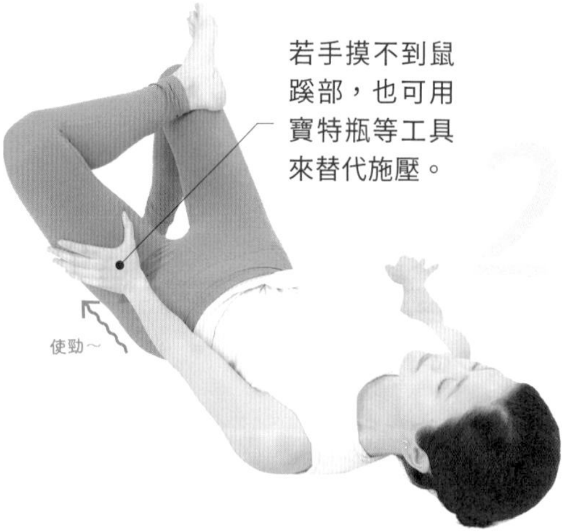

左手按壓左邊的髖關節

用左手按住左大腿根部，再往前推；用力地按壓到感覺左邊的髖關節「已經張開到極限了！」再繼續增加細微的震動來放鬆。

左右腳交換，依相同方式重複進行

POINT

對髖關節施加震動時，若能同步感覺到腰部放鬆，是最理想的狀態！

消除腰痛、 坐骨神經痛

躺姿毛巾拉大腿

此動作在CHAPTER 03的影片也會介紹到（17分鐘處），歡迎參照使用。

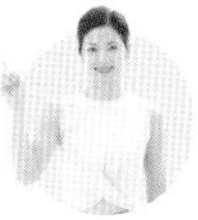

目標｜放鬆緊繃腰大肌，消除脊椎與骨盆的歪斜。

1 毛巾套住右腳底，往上拉

使用長一點的毛巾，套住右腳的腳底，右手抓住毛巾，將右腳往上拉。

最好能呈90度。若身體太僵硬的人，請在能力所及的範圍內進行即可。

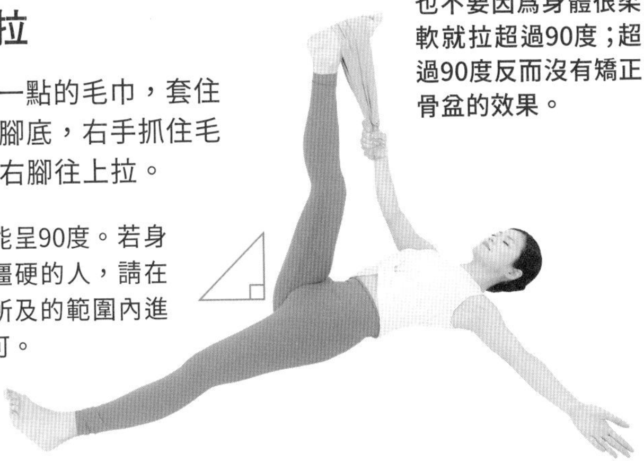

POINT

也不要因爲身體很柔軟就拉超過90度；超過90度反而沒有矯正骨盆的效果。

2 慢慢將右腳往外側張開

左手向上伸直，同時將右腳慢慢地往外側張開；請依能力所及進行，勿勉強。

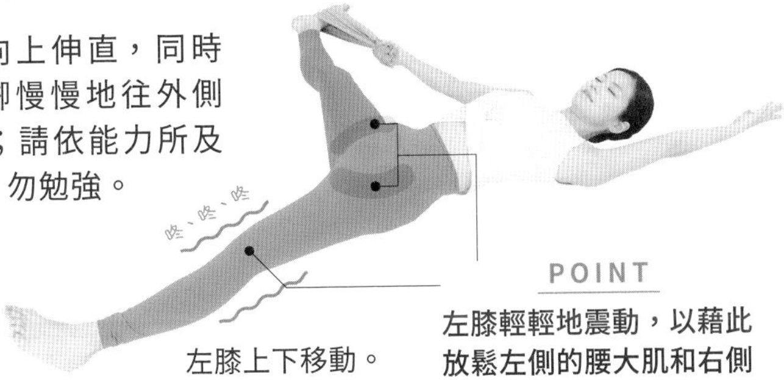

左膝上下移動。

POINT

左膝輕輕地震動，以藉此放鬆左側的腰大肌和右側的髖關節。

接下頁

躺姿毛巾拉大腿

續前頁

3 按壓鼠蹊部，搖晃左膝

繼續用左手按住鼠蹊部，咚、咚、咚地上下移動左膝蓋。

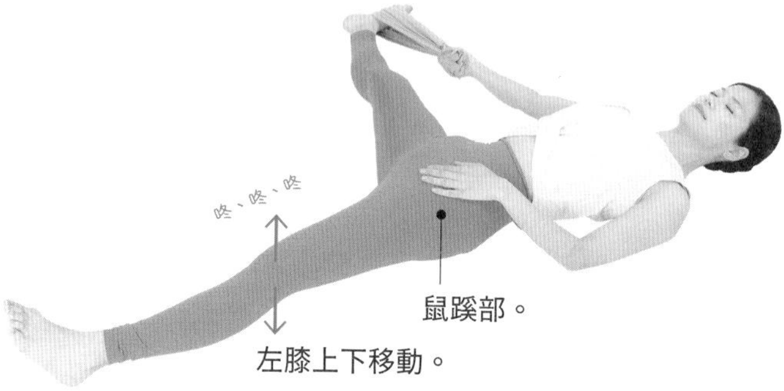
咚、咚、咚
鼠蹊部。
左膝上下移動。

4 上半身倒向右側，用毛巾按壓右腳底

上半身倒向右側，雙手抓住毛巾，使勁地將毛巾往腳底的方向推。

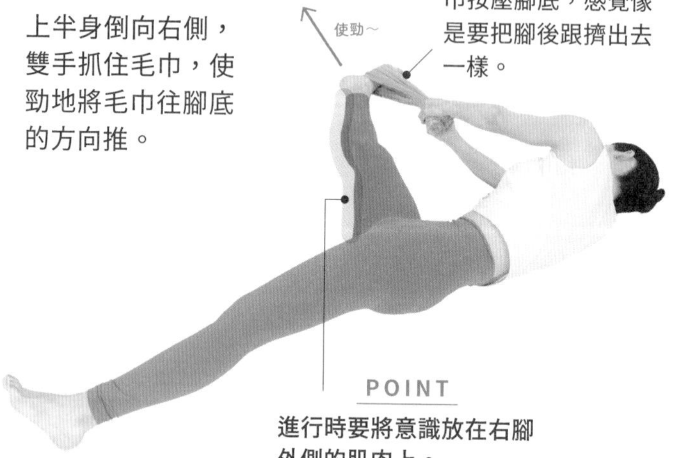
使勁～
右腳盡量伸直，用毛巾按壓腳底，感覺像是要把腳後跟擠出去一樣。

POINT

進行時要將意識放在右腳外側的肌肉上。

5

右腳伸向天花板

右手放開毛巾，回到地面，再往旁邊伸直。左手繼續抓著毛巾，慢慢地將右腳拉正，朝向天花板。

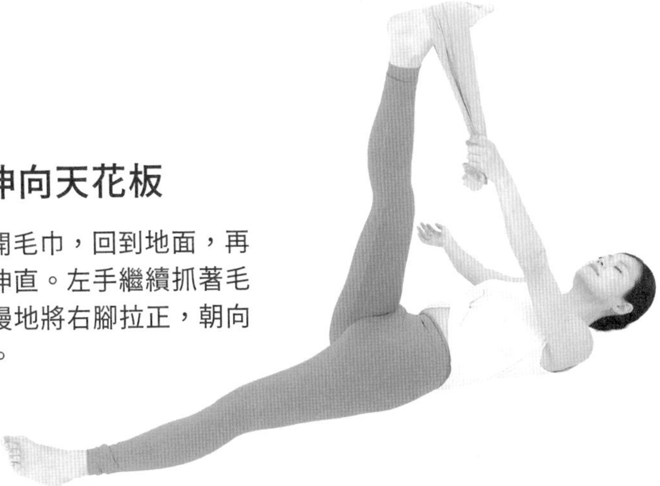

6

臉轉向右側，右腳往左側倒下

臉朝向右側，右腳則花大約10秒鐘的時間，慢慢地倒向左側；倒下後，右腳再慢慢地上下移動。

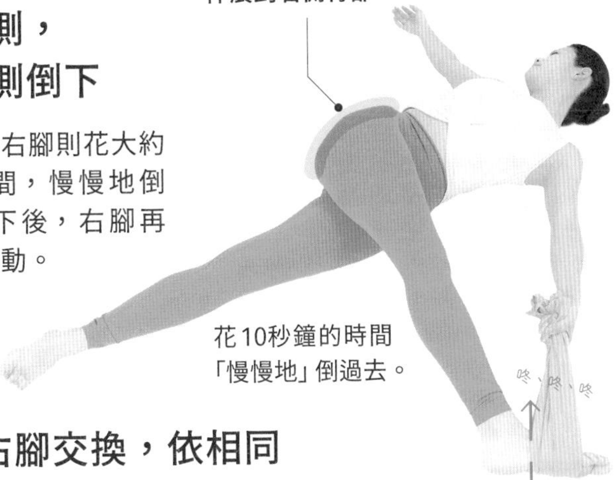
POINT
進行時要感覺充分伸展到右側臀部。
花10秒鐘的時間「慢慢地」倒過去。
咚、咚、咚
腳一下子貼地、一下子離地，快速上下移動。

7

左右腳交換，依相同方式重複進行

消除腰痛、 坐骨神經痛

蹲姿腰部放鬆伸展

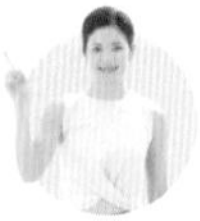

目標｜藉由蜷縮腰部來緩解腰部的緊繃肌肉。

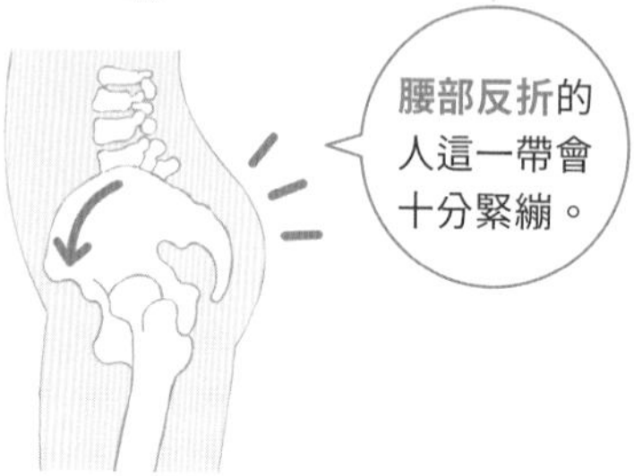

腰部反折的
人這一帶會
十分緊繃。

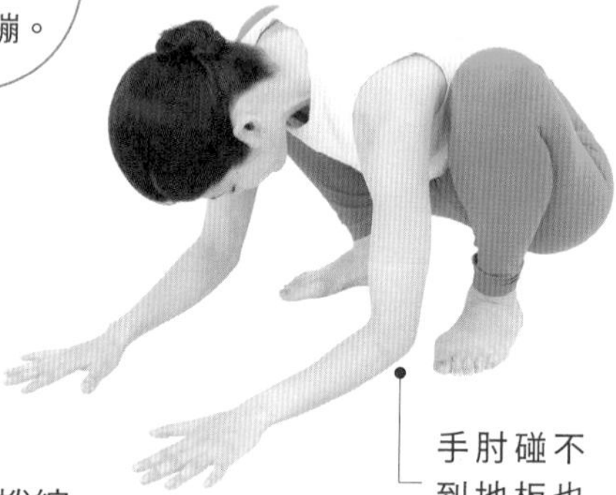

手肘碰不
到地板也
沒關係。

1 蜷縮腰部，雙手放在地上

雙腳稍微打開蹲下，蜷縮腰部，雙手放在地上。

2 臀部上下彈動

臀部上下彈動多次，藉此放鬆腰部肌肉。

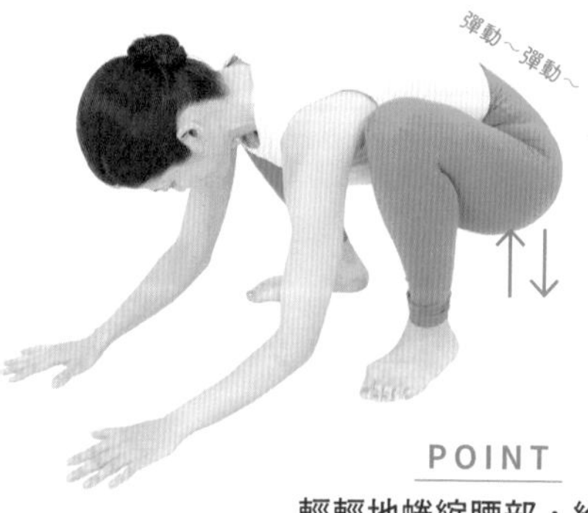

彈動～彈動～

POINT

輕輕地蜷縮腰部，給予緊繃的腰部刺激，便能緩解腰部的緊張感。

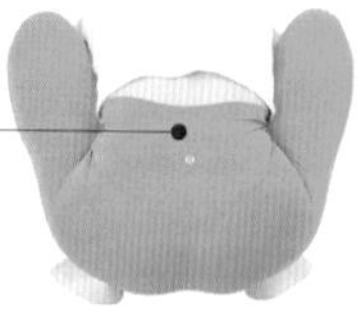

消除腰痛、坐骨神經痛

站姿骨盆回正伸展

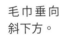

目標｜讓前傾的骨盆回到正確的位置。

1 將毛巾圍在腰上

把毛巾放在腰部最細的地方。

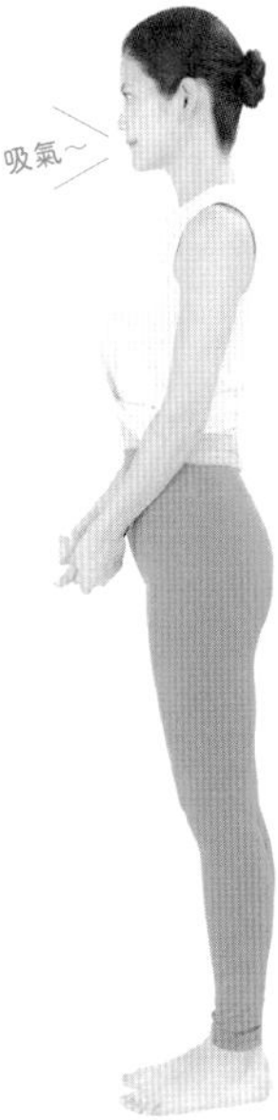

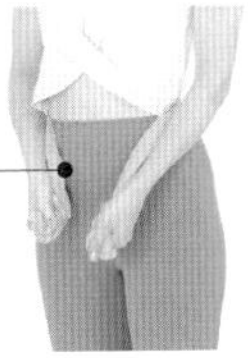

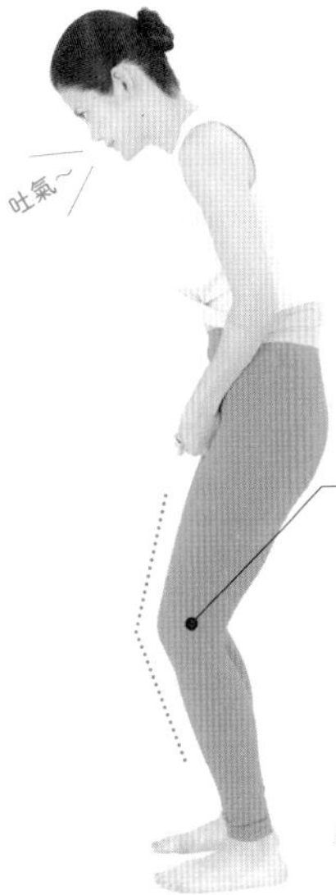

2 蜷縮腰部，用腰部的力量推毛巾

用力吐氣、腹肌用力，以腰部力量推毛巾，蜷縮腰部。

3 依序重複進行動作❶～❷3、4次

—改善便祕問題—

矯正身體歪斜、實行整食法、充足睡眠是三大關鍵

為了有效促進大腸的蠕動，自力整體會採取「直接按壓腹部」、「給予腸道刺激」的方式進行。

給予刺激的順序是從小腸附近開始，依序刺激「升結腸」、「降結腸」；利用這些刺激將糞便推向肛門。

事實上，骨盆歪斜也是造成便祕的原因。

人體的大腸如下圖所示，從骨盆的右側經過上方，再通往左側，因此一旦骨盆周圍的肌肉緊繃，大腸的反應就會變得遲鈍，所以，放鬆腰大肌也是消除便祕的重點作法。

除此之外，若能搭配「整食法」同步進行，效果更佳，像是空腹睡覺，可以讓製造糞便的作業在就寢時順利進行，如此一來，第二天就能通便順暢。

最後，每天在相同的時間就寢、起床、吃飯等調整生活作息的方法也有助於健胃整腸。為此，請務必提醒自己要過上規律的生活。

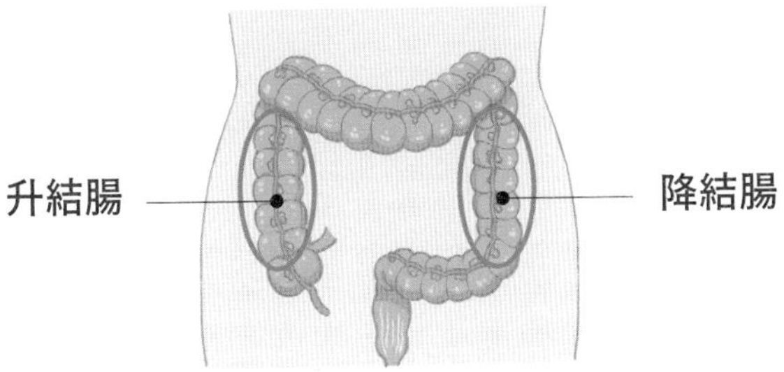

刺激升結腸、降結腸

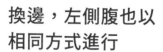

目標｜藉由按摩腹部來刺激腸道蠕動。

1 右側腹前後移動

趴在地上，提起上半身，右腳伸直，將左膝拉高至與骨盆同高，身體再前後慢慢地移動按摩(肚子無法完全貼地也沒關係)。

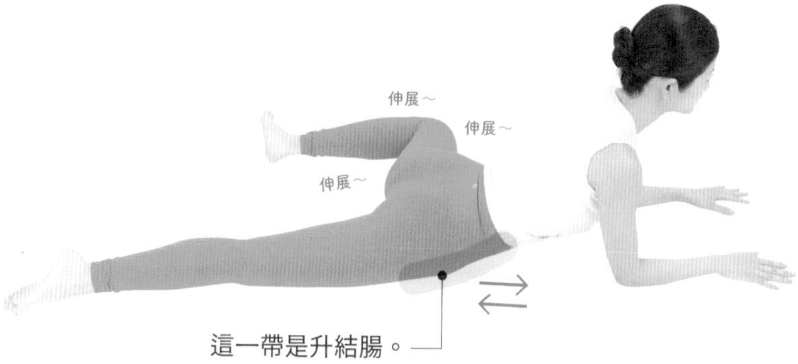

POINT

請一節一節、慢慢地刺激升結腸。

2 換邊，左側腹也以相同方式進行

此動作較複雜，建議掃描QR CODE並參照書中的中文說明，搭配影片邊看邊做，更快上手！

改善便祕問題

腹部扭轉運動

目標｜給予腸道刺激，促進腸道蠕動以順利排便。

1

四足跪地

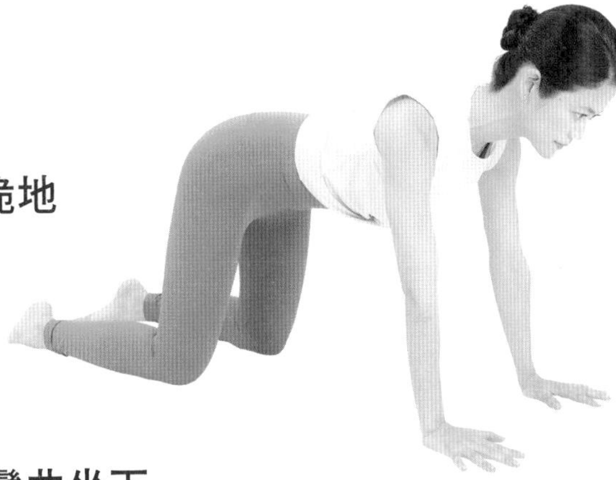

2

左膝彎曲坐下

左腳往前伸後彎曲坐下(身體比較僵硬的人，請依能力所及彎曲即可，彎曲幅度不用太大)，右腳向後伸直。

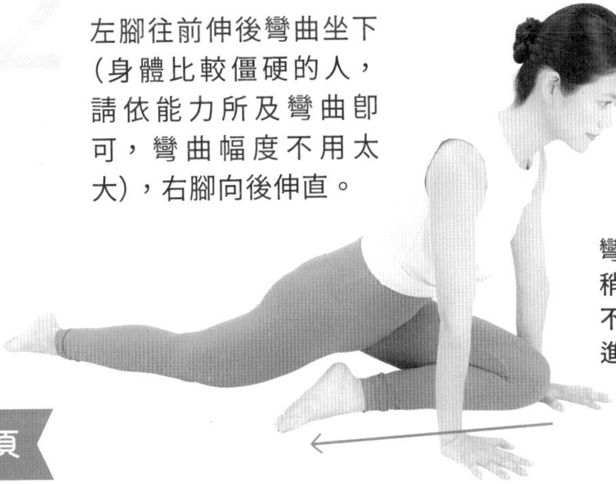

POINT

彎曲左膝的動作稍複雜，熟練前不妨邊看影片邊進行。

接下頁

腹部扭轉運動

續前頁

3

上半身往左側扭轉，同時按摩右側腹

右手抓住右側腹，身體往左側扭轉的同時，用掌心輕輕地按摩右腹。身體比較僵硬的人，請慢慢地扭轉身體，在能力所及的範圍內進行即可。

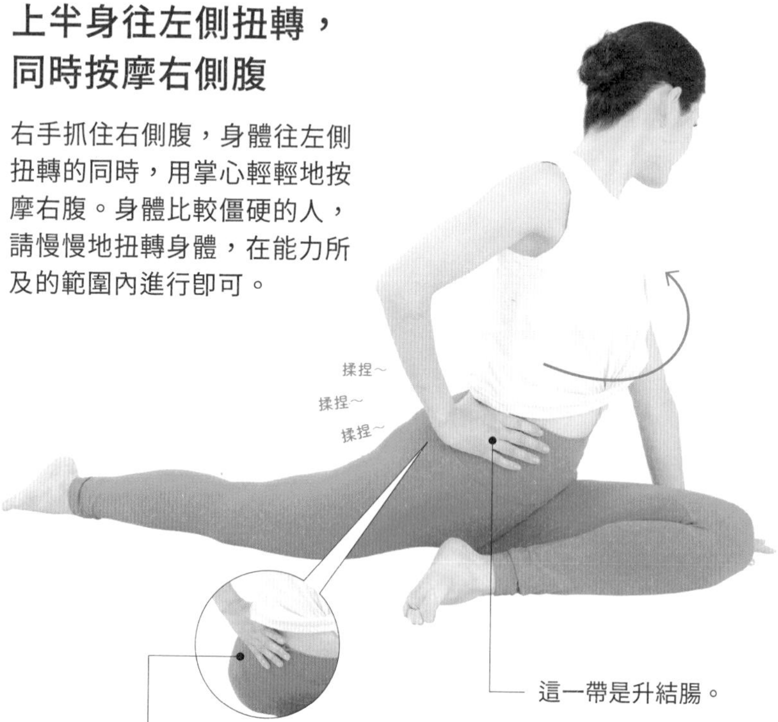

POINT

我們可以藉由按摩來促進腸道「蠕動」；所謂的「蠕動」就是腸道重複收縮、放鬆，就此將消化物排泄至體外的運動。

4

換邊，左側腹也以相同方式進行

—改善手腳冰冷、水腫問題—

利用自身體重刺激下半身，促進血液循環

手腳冰冷的人由於全身血液循環不良，以致血液流不到手腳等身體末梢的血管，所以容易出現手腳冰冷的情況。至於為什麼會血液循環不良？大部分主要的原因在於肌肉緊繃、僵硬或肌肉量減少、肌肉無法有效率運作所造成的。

肌肉是體內可以產生最多熱能的部位，因此，為了提升體溫，必須徹底放鬆肌肉，好讓肌肉可以積極地運作產熱。

另一方面，一旦手腳冰冷導致肌肉緊繃的話，淋巴的循環就會變差，如此一來，

老廢物質及多餘水分就很容易堆積在體內，所以手腳冰冷的人，多半也很容易出現水腫問題。

由於手腳冰冷而變得容易水腫的人，請先徹底放鬆小腿肚的肌肉，因為小腿肚猶如幫浦扮演著將血液輸送到全身的重要角色。一旦疏於照顧小腿肚的肌肉，腳趾、手指就會變得冰冷。

具體改善作法也非常簡單，只要對小腿肚施加壓力，刺激腳踝、腳趾、腳底的穴道，就能讓血液流到身體的末梢，進而改善手腳冰冷與水腫的問題。

改善手腳冰冷、水腫問題

倒三角原地踏步

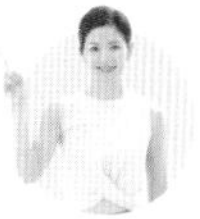

目標｜刺激小腿肚，將血液輸送到全身。

1 四足跪地

雙手雙腳與肩膀同寬跪地。

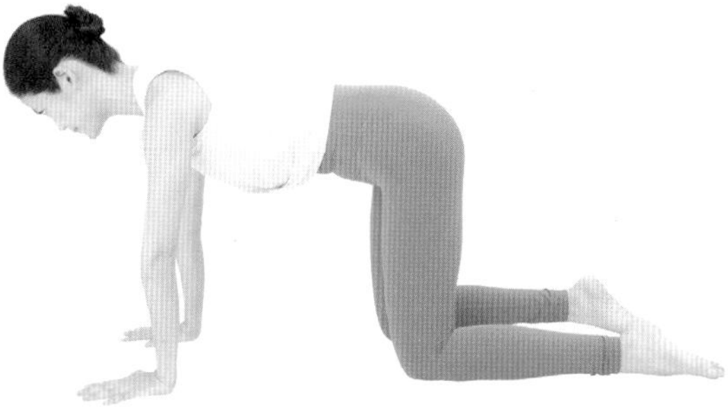

2 吸氣，將臀部抬起

臀部向上抬起，讓身體呈現下犬式的三角形。

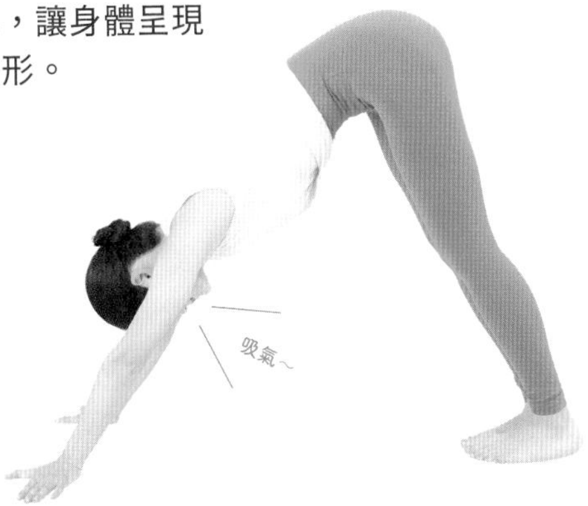

接下頁

改善手腳冰冷、水腫問題

倒三角原地踏步

續前頁

3 吐氣，原地踏步

依序彎曲左右腳的膝蓋，單腳原地踏步；單腳踩踏5秒，重複幾次。

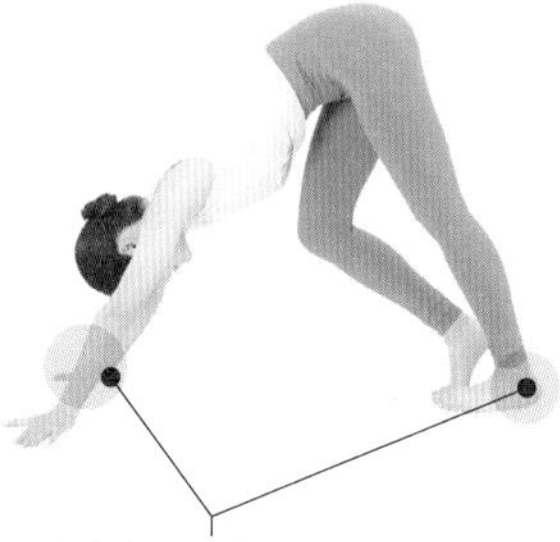

踩踏左腳時，請用對角線上的右手推向地板(反之亦然)。

伸展小腿肚和膕旁肌群(大腿肌肉)。

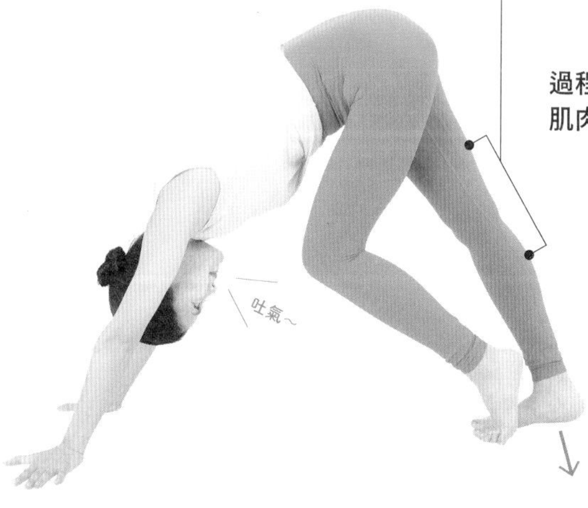

POINT

過程中感受一下腳內側的肌肉是否有放鬆的感覺。

改善手腳冰冷、水腫問題

開腿下蹲伸展

目標｜利用自身體重消除血管、淋巴的阻塞不順。

1 毛巾圍在腰部，蹲下

雙手抓住毛巾的頭尾兩端，置於身體前方。接著蹲下，保持在「膝蓋打開、踮起腳跟，蹲在地上」的姿勢。

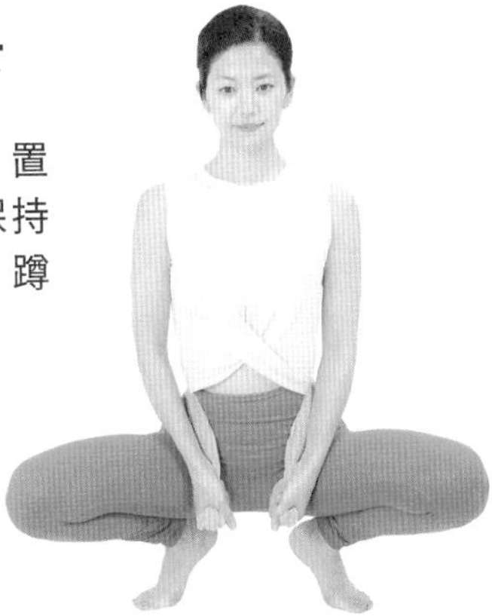

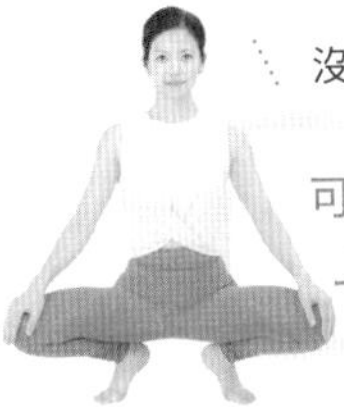

沒有使用毛巾也 OK！

可以把雙手放在膝蓋上，以保持穩定。

2 臀部上下彈動

移動臀部，使其上下彈動約1公分，重複幾次。若膝蓋或腳踝會痛的人請依能力所及重複次數，勿勉強。

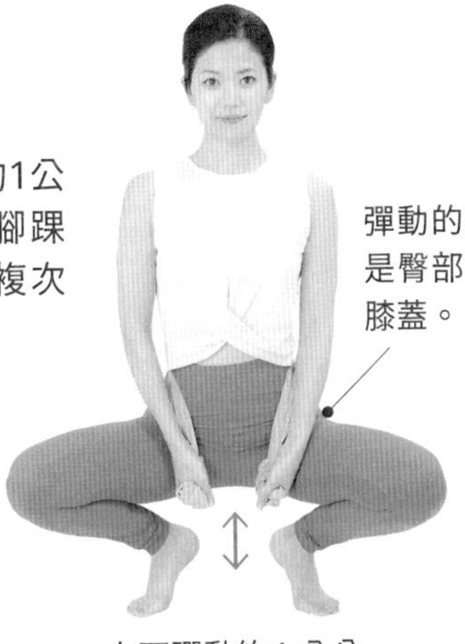

彈動的部位是臀部不是膝蓋。

上下彈動約 1 公分。

POINT

藉由讓自身體重落在小腿肚和腳踝上，即可有效消除血管、淋巴的阻塞。

改善手腳冰冷、水腫問題

放鬆阿基里斯腱

目標｜刺激腳踝的穴道，消除水腫。

「三陰交穴」在這裡！

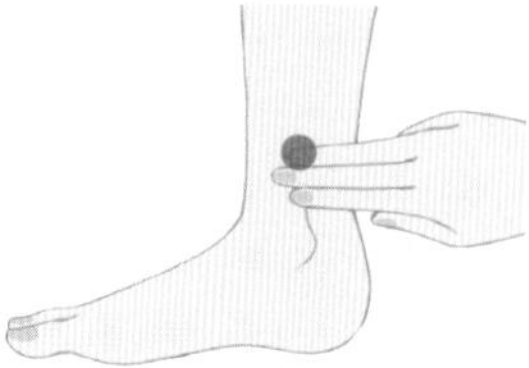

三指併攏，放在腳踝內側最高的地方再往上3根食指的位置，即「三陰交穴」，按摩此穴，有助於強化消化器官、肝臟、腎臟等器官的運作。

1 呈跪姿，臀部稍微抬起，向腳踝加壓

保持跪坐姿，雙腳腳尖稍微往外側張開，雙手抓住阿基里斯腱的上方。稍微抬起臀部，利用自身體重以往外側扭轉的方式對腳踝加壓，刺激「三陰交穴」。

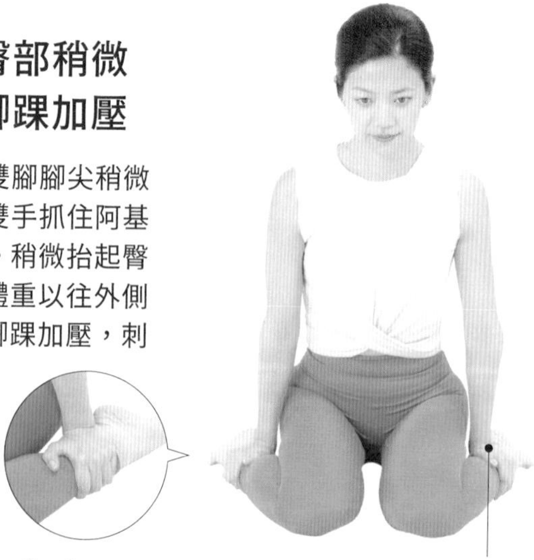

不太好抓握的人，可以把手反過來，或者用單手輪流抓。

2 回到原本的坐姿，放鬆一下

停留一個呼吸，享受腳踝放鬆後的感覺。接著再重複按摩腳踝數次。

改善手腳冰冷、水腫問題

跪姿踮腳伸展

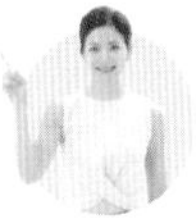

目標｜利用自身體重刺激腳趾的尖端，促進血液循環。

1

抬頭挺胸，跪坐

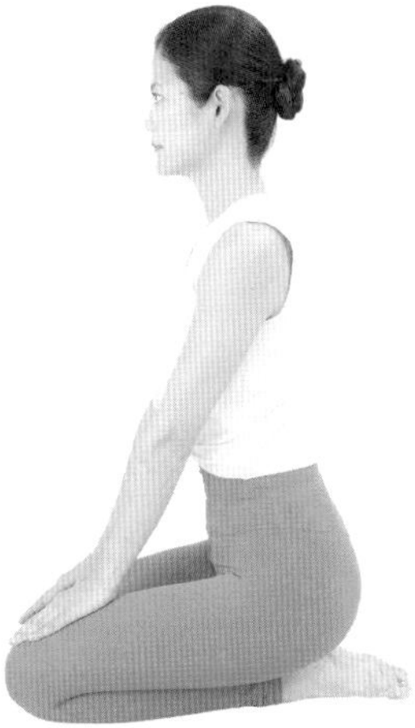

2

臀部抬起，雙腳併攏踮起

腳趾往內側彎曲踮起，上半身坐在臀部上，對趾尖加壓。

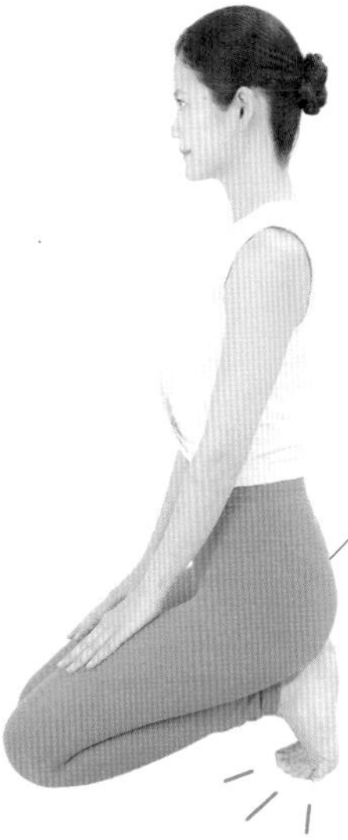

POINT

臀部坐在腳跟上更能刺激腳趾前端。

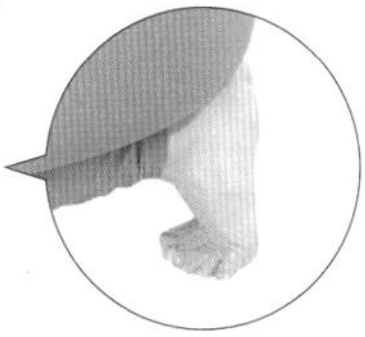

利用自身體重刺激腳趾前端；這時若感覺腳趾疼痛，則是手腳冰冷的徵兆。

改善手腳冰冷、水腫問題

指壓湧泉穴

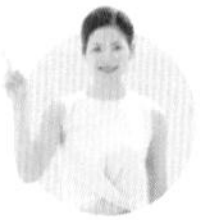

目標｜排出身體的多餘水分，以消除水腫。

「湧泉穴」在這裡！

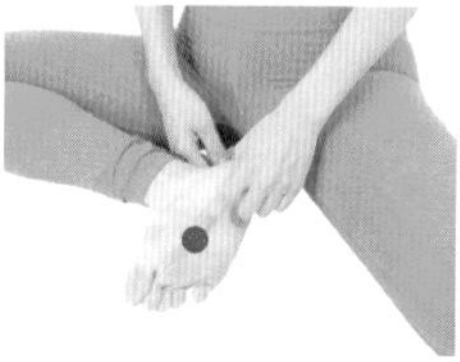

腳趾握拳時，凹陷處中央就是湧泉穴。按壓此穴，除了可以改善手腳冰冷，也能有效消除疲勞、失眠等困擾。

用左腳後跟，踩踏右腳的「湧泉穴」

雙手向後撐地坐下，將左腳的腳後跟放在右腳底的「湧泉穴」上，再利用自身體重踩踏。

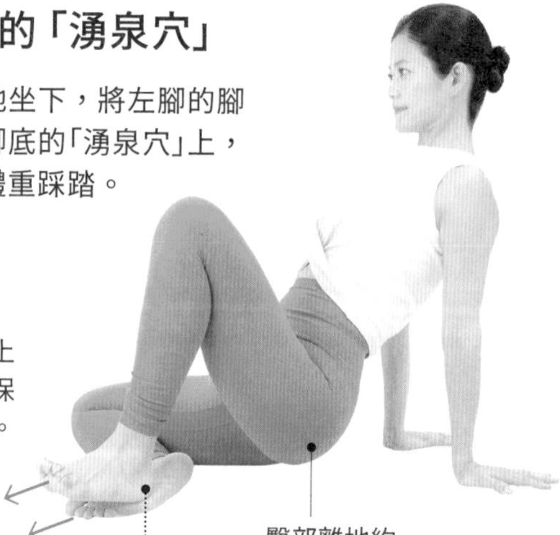
下面的腳尖與上面的腳尖，要保持同一個方向。
湧泉穴
臀部離地約10公分。

左右腳交換，依相同方式重複進行

改善駝背、呼吸太淺

放鬆肩胛骨、胸部與腰大肌，即可改善駝背問題

顧名思義，駝背就是弓著背部的姿勢固定下來的狀態。一般來說，駝背的原因不外乎「姿勢不正確」所導致的肌肉緊繃，與隨之而來的胸腔或內臟下垂。

駝背的狀態是腰大肌收縮，拉扯背部，使得背部拱起，與此同時，肩胛骨及胸部周圍的肌肉也因此變得硬邦邦。

不僅如此，頸部還會往前凸出，導致肩胛骨周圍的肌肉更加緊繃、胸部周圍的肌肉變得更僵硬、不適。同時，內臟也會跟著拉扯下垂，以致全身的骨骼都歪七扭八。

駝背的姿勢乍看之下好像很輕鬆，其實會對身體造成相當大的負擔。另外，由於肋骨經常處於下垂的狀態，所以也會連帶使得胸腔變緊，呼吸也容易變得比較淺。由於呼吸太淺、沒有充分活動到橫隔膜，造成身體永遠處於缺氧狀態，血液循環也會變差。

「正確的姿勢」是指胸腔往上、肩膀往下的狀態。只要能隨時保持這個姿勢，就能從根本上改善駝背和呼吸太淺的問題。

改善駝背、呼吸太淺

趴姿腋下伸展

目標｜舒服地伸展腋下，改善胸腔下垂的問題。

1 四足跪姿，手肘和頭部貼近地板

吐氣，將手肘和頭部貼在地板上。

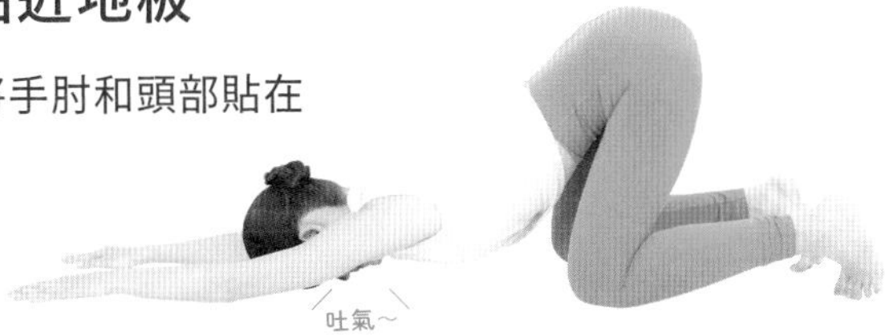

2 雙手掌心合十向上，挺起背部

保持跪姿，下巴持續貼地。

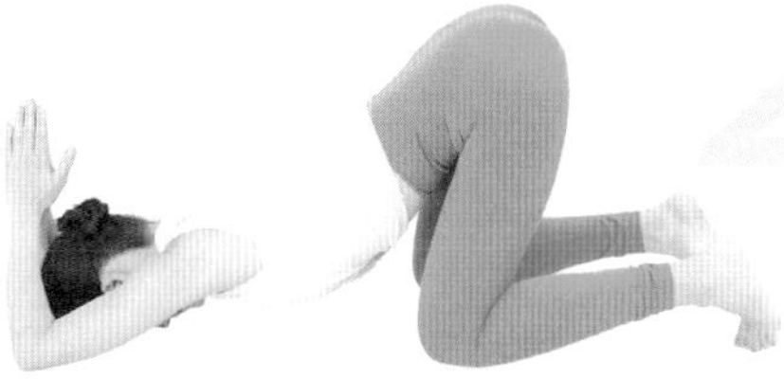

3 雙手伸向頭部後方

保持掌心合十，向後伸直，藉由長長地吐氣讓胸腔靠近地面；過程中若肩膀會痛，請在能力所及的範圍內進行即可勿勉強。

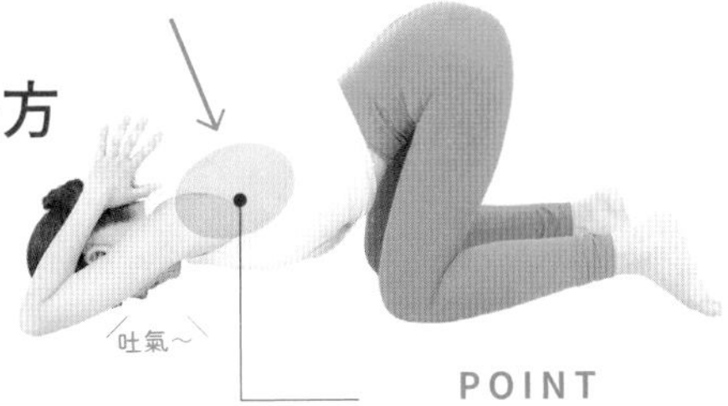

POINT

充分伸展腋下，就能感覺僵硬的肩膀和背部慢慢伸展開來。

改善駝背、呼吸太淺

雙手撐地擴胸

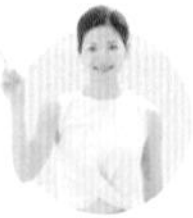

目標｜能舒緩肩胛骨周圍以及胸部的肌肉緊繃。

1

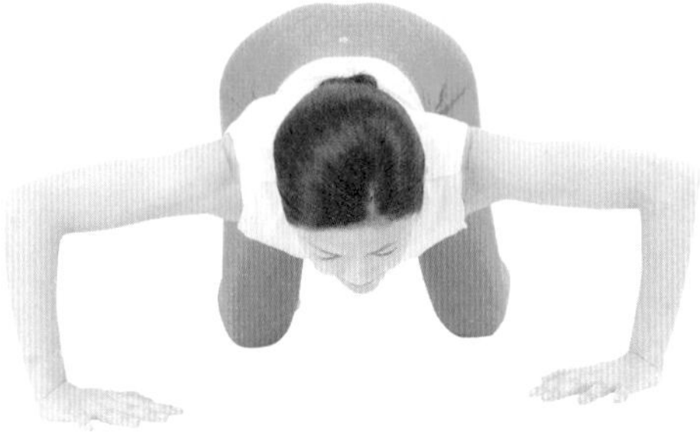

四足跪姿，雙手、雙腳盡量打開撐地

雙腳打開的距離略比肩寬，雙手則盡可能向外打開撐地，手臂彎曲成直角，指尖朝向內側。

POINT

感覺這一帶僵硬肌肉都放鬆了。

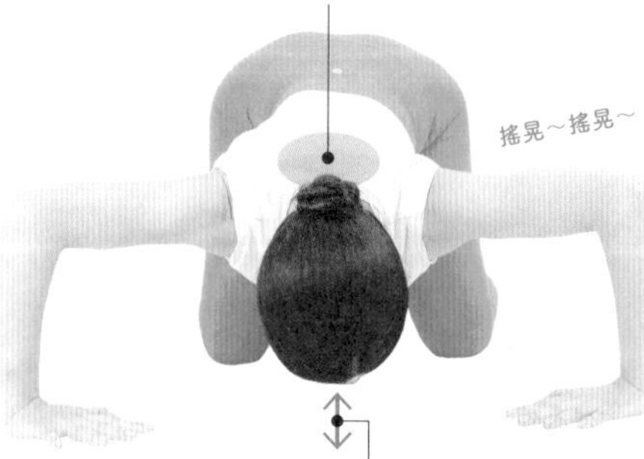

上下彈動約 1 公分。

2

額頭輕輕上下彈動，打開胸腔

額頭輕輕地上下彈動約1公分，感覺幾乎快要碰地但不碰地，藉此以打開胸腔；過程中若頸部或肩膀會痛，請依能力所及進行即可，勿勉強。

改善駝背、呼吸太淺

趴姿擴背運動

此動作較複雜，建議可掃描QR CODE並參照書中的中文說明，搭配影片邊看邊做，更快上手！

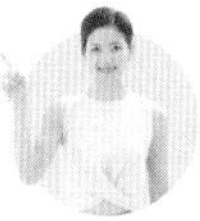

目標｜伸展胸口肌肉以放鬆緊繃的呼吸肌。

1 趴在地上，右臂向上延伸，掌心朝上

右臉貼著地面，右手向上伸直；身體轉向一邊，彎曲左膝，左手推向地板，身體左右搖晃。

POINT

這個動作有點複雜，建議搭配影片一起練習。過程中要感覺充分伸展到貼地那側的腋下，並在腦海中想像放鬆肩胛骨外側的肌肉。

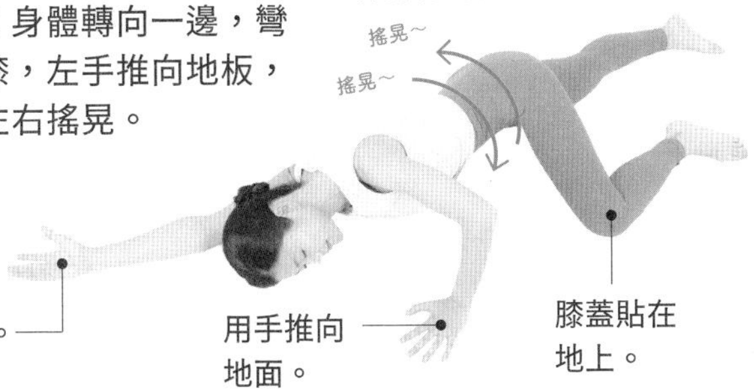
搖晃～
搖晃～
掌心朝上。
用手推向地面。
膝蓋貼在地上。

2 右手穿過身體，再用左手抓住右手

腹部保持貼地，持續左右搖晃身體。

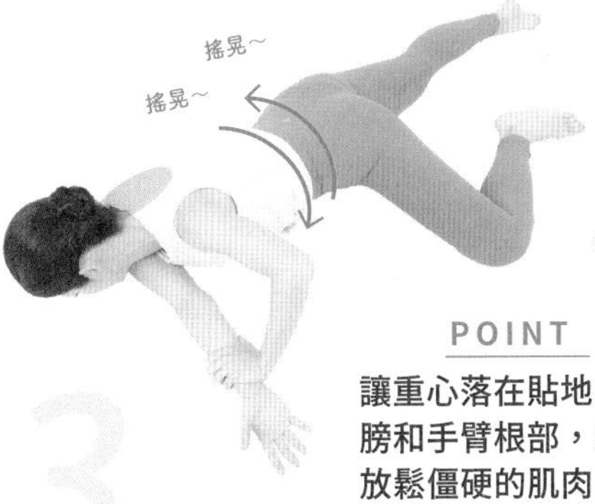
搖晃～
搖晃～

POINT

讓重心落在貼地的肩膀和手臂根部，藉此放鬆僵硬的肌肉。

3 左右邊交換，依相同方式重複進行

改善駝背、呼吸太淺

扭轉擴胸運動

此動作較複雜，建議掃描QR CODE並參照書中的中文說明，搭配影片邊看邊做，更快上手！

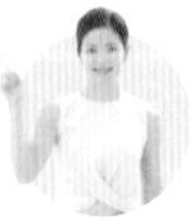

目標｜搖晃身體，藉此放鬆胸口緊繃的肌肉。

趴在地上，右臉貼地

右臉貼著地面，右手肘彎曲成 L 字形，同樣貼地；左手撐起手肘，掌心貼地。

POINT

此動作有些複雜，建議熟練前不妨邊看影片邊做。

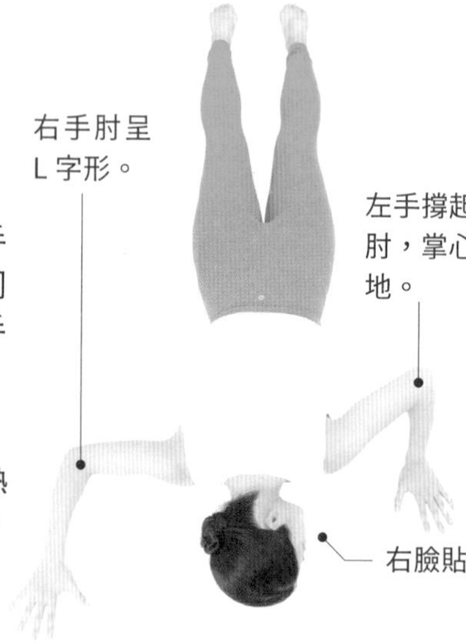

右手肘呈L 字形。

左手撐起手肘，掌心貼地。

右臉貼地。

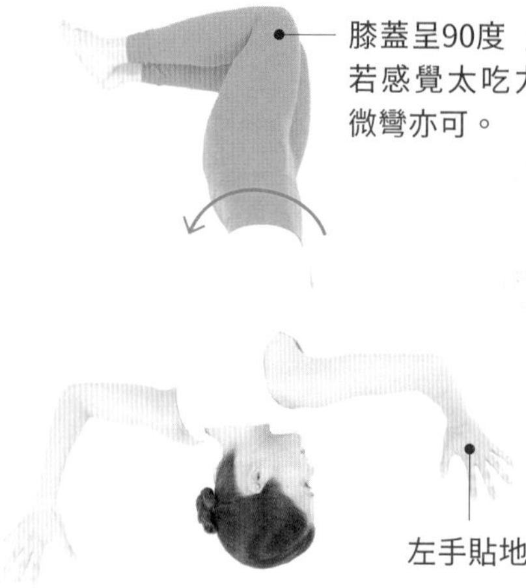

膝蓋呈90度；若感覺太吃力，微彎亦可。

左手貼地。

膝蓋彎曲90度，雙腳併攏，倒向右側

保持趴姿，雙腳膝蓋併攏彎曲呈 90 度，左手推地，保持膝蓋併攏，將身體倒向右側。

3 左右搖晃身體，放鬆胸腔周圍的肌肉

左手繼續推地，左右搖晃身體；過程中若肩膀會痛，請依能力所及進行即可，勿勉強。

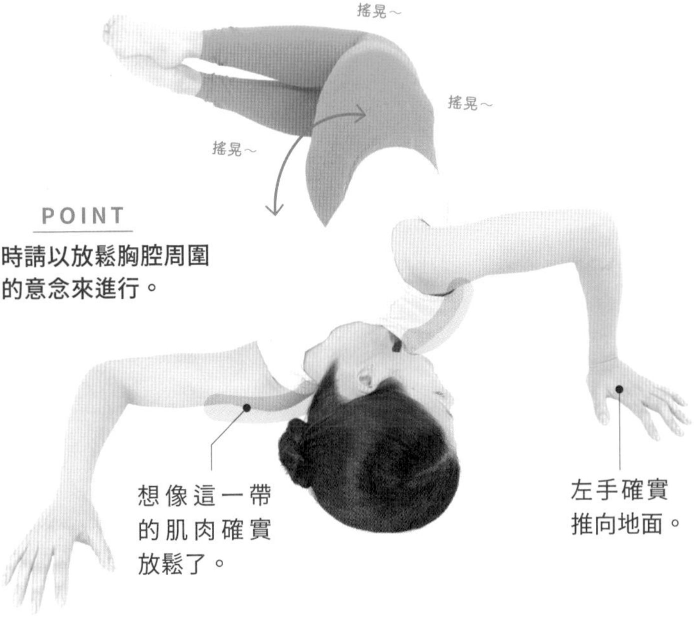

搖晃～
搖晃～
搖晃～
想像這一帶的肌肉確實放鬆了。
左手確實推向地面。

POINT

進行時請以放鬆胸腔周圍肌肉的意念來進行。

4 左右邊交換，以相同方式重複進行

指壓穴道、放鬆頸部肌肉即可緩解

—舒緩眼睛疲勞—

早上明明看得很清楚，到了傍晚就開始模糊？這是因為眼部周圍用來調整視力的肌肉疲勞、僵硬所致。這時，只要按壓眼睛及頸部的穴道、放鬆頸部肌肉就可以緩解。**尤其是按壓頸部後面的穴道，可以讓眼睛深處非常有感**。這是因為消除了頸椎第一節、第二節之間的堵塞，進而緩解用來對焦的肌肉「睫狀肌」的緊繃所致。

自力整體的目標之一，是希望各位都能過上盡可能不要依賴近視眼鏡或老花眼鏡、隱形眼鏡的生活。唯有用肉眼過日子，才能消除眼睛的緊張，讓調整視力的肌肉得以放鬆；如此還能鍛鍊眼部肌肉的收縮力，預防視力持續惡化。除此之外，夜晚不戴眼鏡，待在光線昏暗的地方也能有效消除眼睛疲勞。

上眼窩放鬆按摩

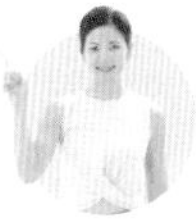

目標｜緩解用來對焦的肌肉「睫狀肌」的緊繃。

「上眼窩」在這裡！

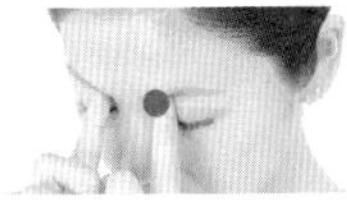

「上眼窩」為照片中食指的位置，此處正好是頭部蓋骨中眼球凹進去的地方。

1 用大拇指溫柔地按壓上眼窩

十指交扣，將大拇指貼著上眼窩，一邊吐氣，一邊放鬆頸部，利用頭部的重量和大拇指的支撐，溫柔地按壓上眼窩。

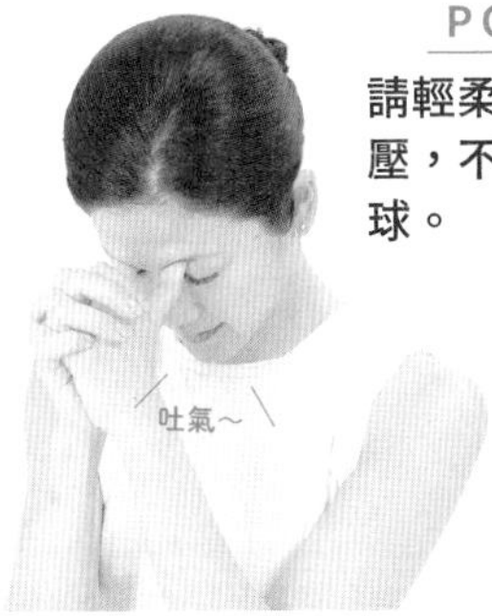

POINT

請輕柔緩慢地指壓，不要按到眼球。

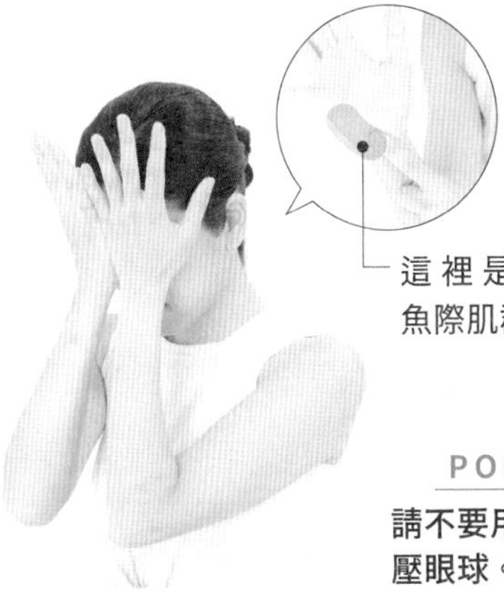

這裡是小魚際肌群！

2 用小魚際肌群輕輕地按壓眼球

攤開掌心，將小魚際肌群處貼在眼皮上，一邊吐氣，一邊放鬆頸部，利用頭部的重量和大拇指的支撐，溫柔地按壓眼球。

POINT

請不要用力地按壓眼球。

舒緩眼睛疲勞

頸窩按摩

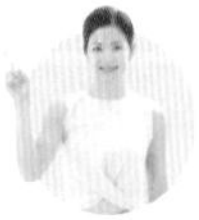

目標 | 按壓能徹底舒緩眼睛疲勞的穴道，放鬆深層肌肉。

這裡是「頸窩」！

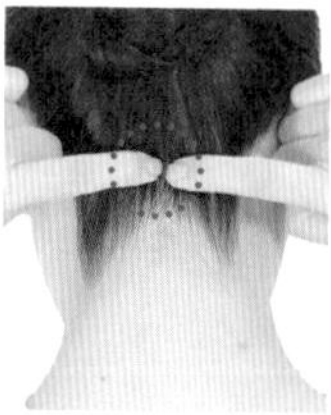

相當於後腦勺髮際線稍微凹進去的地方，這裡有個稱為「啞門」的穴道，是氣流很容易堵住的位置。按壓此處不僅可以消除眼睛疲勞，據說還有緩解頭痛的作用。

用雙手的中指按壓頸窩

一邊吐氣，一邊輕輕地按壓穴道。

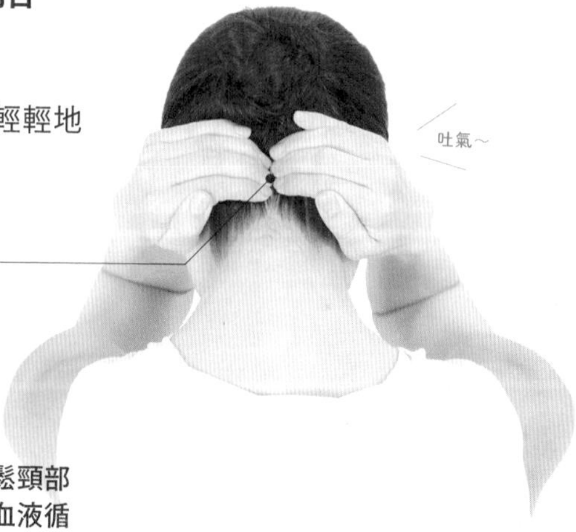

用中指按壓。

POINT

放鬆「頸窩」也能放鬆頸部後面的氣結，促進血液循環，如此頭腦也會感到神清氣爽。

舒緩眼睛疲勞

頸部放鬆按摩

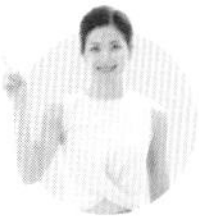

目標｜放鬆與眼睛相連的第1、2節頸椎。

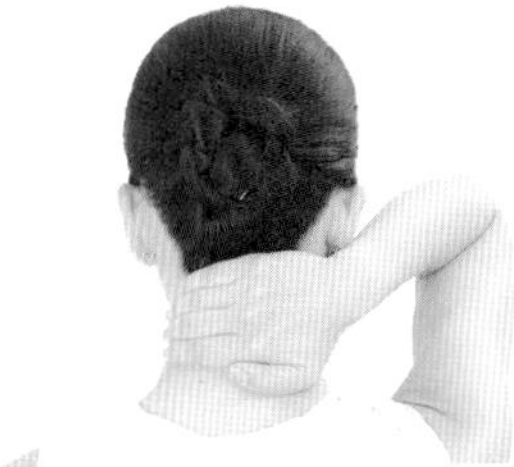

1

右手抓往後頸

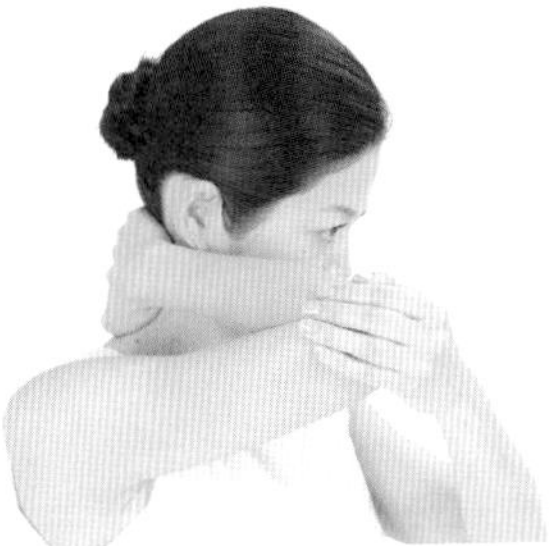

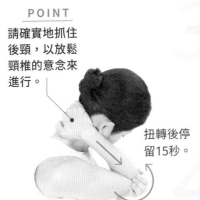

2

左手從外側抓住右手肘

3

右手肘往下拉至正中央，同時低頭

將手臂輕輕地往左邊扭轉，停留15秒；這時請好好感受僵硬的頸部有放鬆開來的感覺。

POINT

請確實地抓住後頸，以放鬆頸椎的意念來進行。

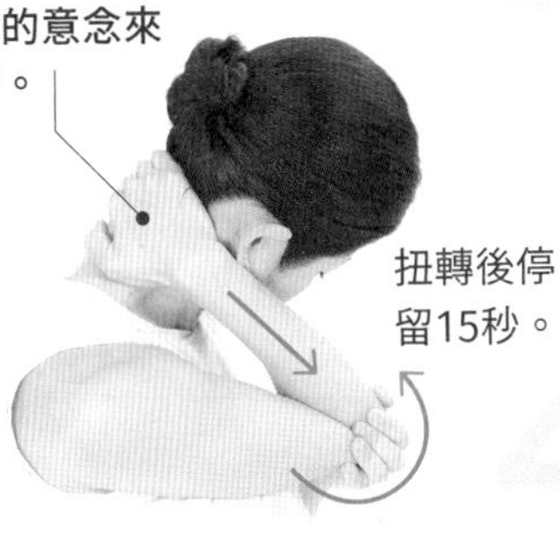

4

左右邊交換，依相同方式重複進行

—改善婦科問題—

重點在於矯正骨盆歪斜與放鬆薦髂關節

女性在生理期、懷孕、生產後、更年期等階段，經常會面臨到許多不適或失調的婦科問題。其中，我發現有這些困擾的女性，其體型上都有些相似：駝背、腰部反折、小腹凸出、臀部扁平下垂、下半身肥胖、O形腿或X形腿，而這些特徵都是骨盆歪斜的訊號。

骨盆分成「薦骨」與「髂骨」，而連接這兩塊骨頭部的「薦髂關節」，在女性身上大約每隔二十八天會打開、閉合一次，如此周而復始。正常的薦髂關節從排卵日開始會朝著生理期打開，生理期結束後則逐漸閉合，直至下一次的排卵日。

然而，**骨盆歪斜的人，其薦髂關節的開關功能也會變差，因此很容易出現婦科的疼痛或不舒服等症狀。**因此，重點在於平時就要放鬆薦髂關節，放鬆薦骨關節前的腰大肌，好讓關節能順暢地活動。

只不過，生理期及生理期剛結束時，因為薦髂關節張開到最大的狀態，這時運動的話，骨盆很容易錯位，需要特別小心。

薦髂關節的開關一旦變得遲鈍，
就容易出現婦科問題

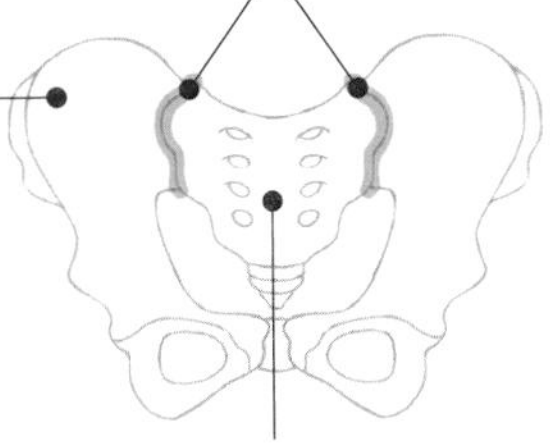

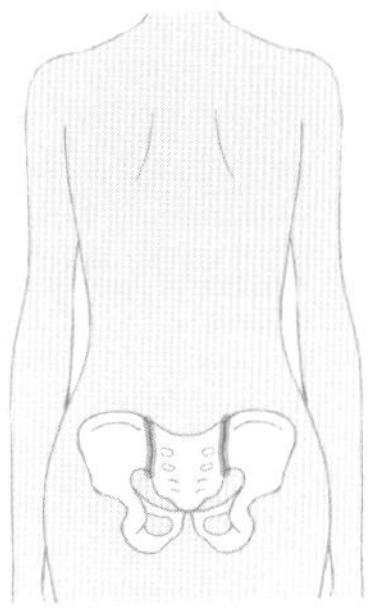

薦髂關節
從背面看長這樣

有打算要生產的人，如果骨盆左右不對稱地歪斜，就很容易有難產或出現產後不適的症狀，因此最好在備孕期間將骨盆調整至正常狀態。

至於更年期特有的症狀，基於我長期與許多學員接觸的經驗，有人會覺得不舒服，也有人一點感覺也沒有。以自力整體的角度來看，之所以會出現更年期失調的症狀，除了自律神經失調、荷爾蒙減少之外，骨盆歪斜也是原因之一，因此消除骨盆歪斜對於改善更年期症狀也相當有幫助。

矯正骨盆的方法除了以下介紹的方法之外，不妨再加上「腰痛、坐骨神經痛」的動作（頁七十八）及 CHAPTER 03 的一連串自力整體循環訓練，持續進行一段時間，一定會有所改善。

改善婦科問題

站姿開腿髖關節伸展

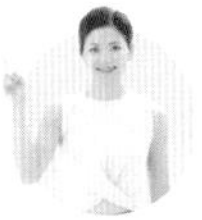

目標｜活動、放鬆與薦髂關節連動的髖關節。

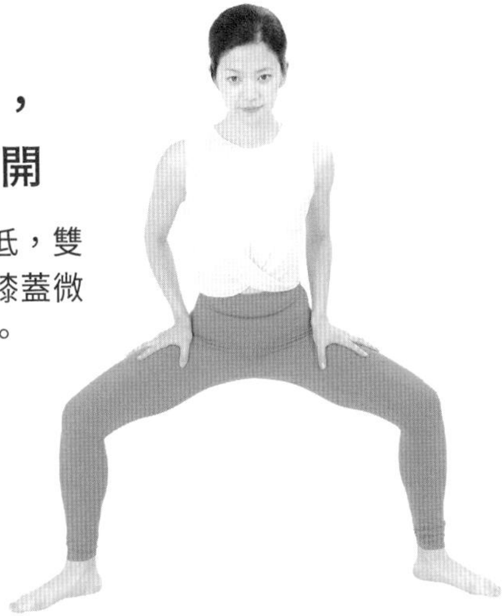

重心放低微蹲，膝蓋往左右打開

雙腳張開，重心放低，雙手放在大腿根部，膝蓋微彎，腳尖朝外站立。

POINT

進行時請以從髖關節一路拉伸至大腿骨的感覺進行（有時會發出卡嚓一聲，那是關節鬆開的訊號）。

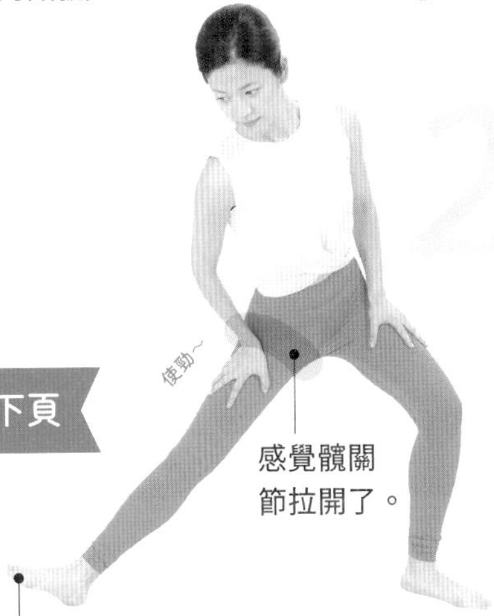

重心往側邊移動

保持膝蓋彎曲的姿勢，將重心慢慢地往側邊移動；膝蓋打直的那隻腳的腳尖向上勾，藉此拉開髖關節予以放鬆。完成後左右腳交換，依相同方式重複進行數次。

接下頁

站姿開腿髖關節伸展

續前頁

3 身體重心回到中央，上下彈動

身體回到中央後，雙腳膝蓋同時彎曲蹲下，張開髖關節，上下輕輕彈動數次。

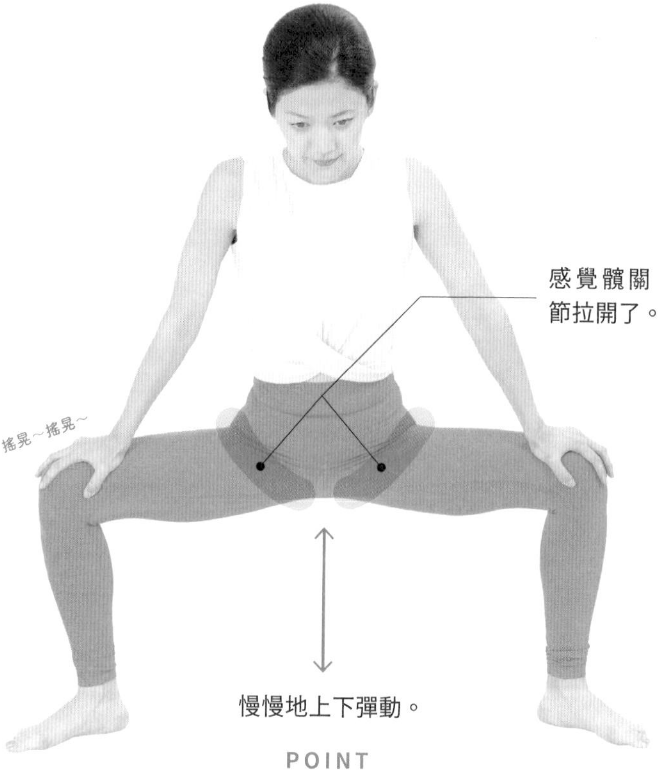

POINT

這個單元的動作對擴大髖關節可動範圍、防止跌倒或預防大腿骨骨折都十分有效。另外，感覺走路的步伐變小時也可以多做此放鬆伸展。

改善婦科問題

跪姿雙腳貼地向後躺

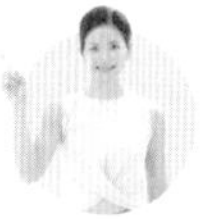

目標｜伸展、放鬆大腿和腰大肌。

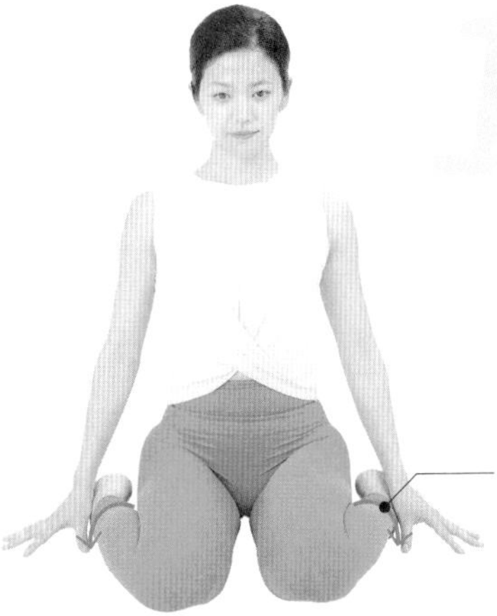

雙腳貼地跪坐

從原本一般的跪坐姿，用手將小腿肚往兩側撥開，把臀部坐在中間，再把膝蓋靠攏；若膝蓋會痛，請依能力所及進行即可，勿勉強。

背部慢慢往後倒地

保持雙腿貼地的跪坐姿勢，雙手手肘向後撐地，上半身慢慢地向後倒，直到背部貼地爲止。若身體太硬、會痛的人，也可以伸直一隻腳的方式進行。

接下頁

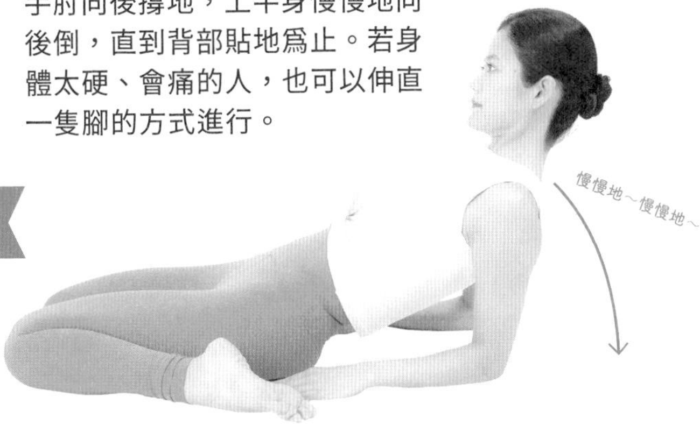

跪姿雙腳貼地向後躺

續前頁

3 雙手向上伸直，越過頭頂

當背部貼地時，同時將雙手往上伸直越過頭頂。膝蓋盡量持續靠攏，並把膝蓋往地板的方向壓。深呼吸，停留在此狀態數秒。如果肩膀、腰、膝蓋會痛的人，請不要勉強進行此動作。

重點在於膝蓋併攏，將注意力放在背部貼地的意念上。

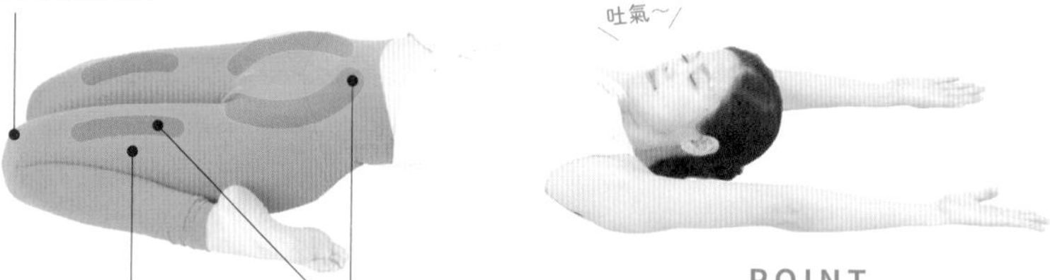

POINT
感覺大腿和腰大肌都充分伸展開來了。

POINT
伸展大腿可以刺激腸道的經絡，因此也有助於改善便祕問題。

身體太硬， 背部碰不到地板的人……

可以在背後墊一個抱枕 ；也可以改用雙手抓住腳踝的方式進行。

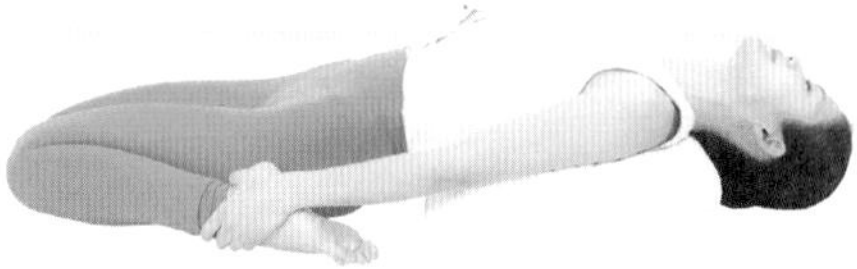

改善婦科問題

坐姿開腿伸展

目標｜不僅能改善歪斜，還可以放鬆髖關節增加柔軟度。

1 坐下，慢慢地張開雙腳

慢慢地張開雙腿。雙手放在後面，立起骨盆。

POINT

若背部會拱起，無法豎起骨盆的話，可能是因爲與大腿骨相連的腰大肌太緊繃了。

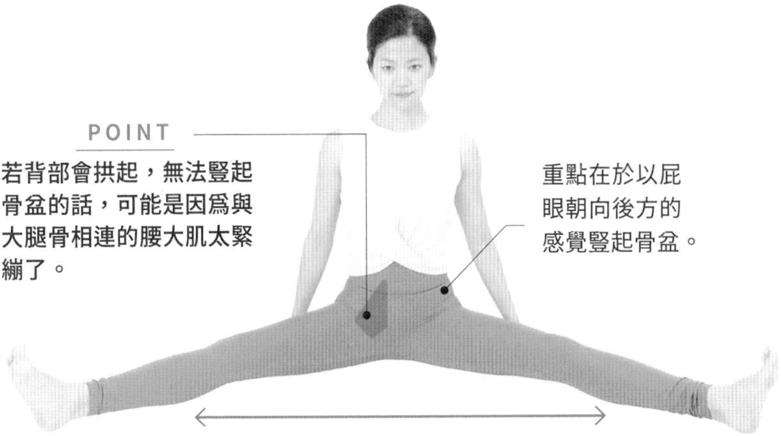

重點在於以屁眼朝向後方的感覺豎起骨盆。

不要勉強開腿，慢慢來，就算一開始完全張不開也沒關係。

POINT

經常進行開腿伸展能避免閃到腰，也可以防止膝蓋痛。另外，做完整套自力整體後，以開腿伸展畫下句點的話，就很容易看出歪斜矯正的成效如何。

接下頁

坐姿開腿伸展

續前頁

2 按摩髖關節

雙手按住大腿根部，身體輕輕、慢慢左右搖晃，以往內側扭轉的方式徒手按摩髖關節比較硬的地方。

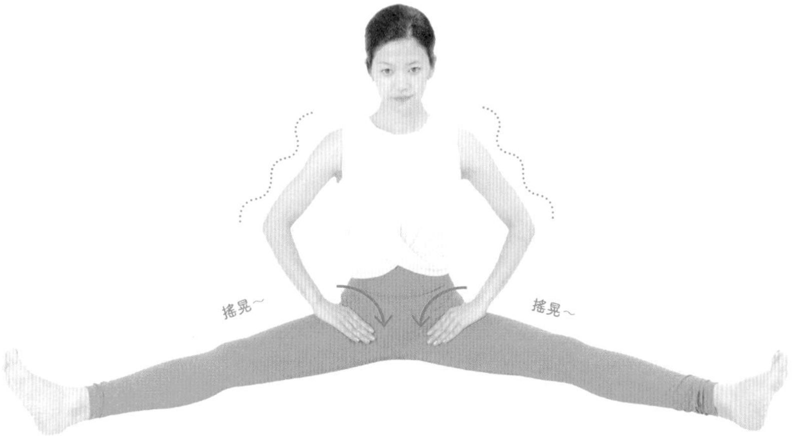
搖晃～
搖晃～

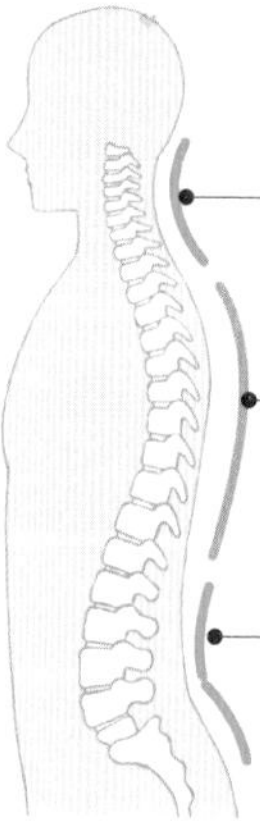
頸部是往前的弧形。
背部是往後的弧形。
腰部是往前的弧形。

POINT

自力整體之後的脊椎只要能形成正常前後彎曲的S字形，就能順利地進行開腿伸展了。

開腿有困難的人……

可以在臀部底下墊一個抱枕，或是靠著牆壁進行。

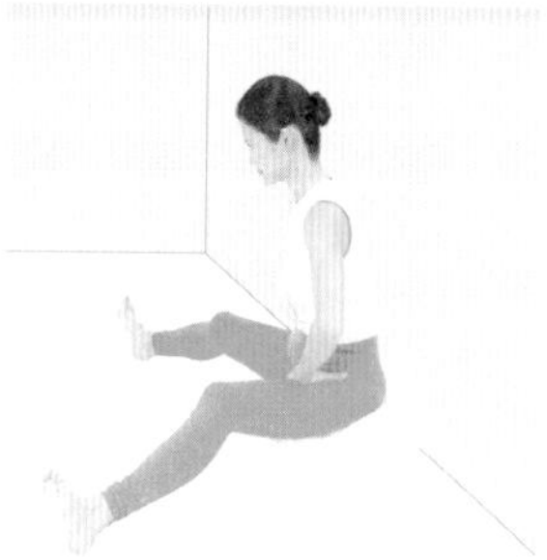

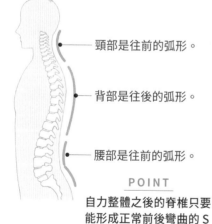

—解決膝痛、O形腿、X形腿—

活動膝蓋後側及其周圍肌肉，就能緩解緊繃感

一般來說，造成膝蓋痛有幾個原因。

骨盆往左邊或右邊傾斜的人，容易變成長短腳，以致對其中一邊的膝蓋造成過度的負擔，進而容易產生膝蓋痛的問題。

另一方面，O形腿或X形腿的人，由於雙腳不是正常的直線，進而過度使用膝蓋，造膝蓋附近的肌肉總是硬邦邦，長期處在緊繃狀態。說穿了，O形腿或X形腿的原因主要都是因為姿勢不正確，導致骨盆歪斜所造成的結果。

除此之外，**如果因為肌力衰退導致髖關節鬆弛，膝蓋就會外翻或錯位，進而產生疼痛；體重過重的人也會出現過度使用膝蓋的問題。**

有一個很簡單的方法能消除膝蓋痛，那就是活動膝蓋後側及其周圍肌肉，就可以緩解不適和疼痛。另外，膝蓋與通往胃的經絡（胃經）相連，因此胃部太疲勞也會引起膝蓋痛的問題，所以，透過整食法讓胃有時間休息也相當重要。

解決膝痛、O形腿、X形腿

膝蓋骨錯位矯正

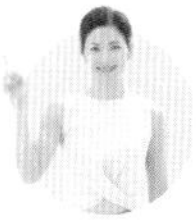

目標 放鬆膝蓋周圍的肌肉，改善膝蓋外翻或錯位的問題。

左右腳交替彎曲、伸直

仰躺，保持伸直阿基里斯腱的狀態，將雙手放在雙腳膝蓋後側，依序交替彎曲、伸直雙腿；伸直腳時，要用雙手提起該腳的膝蓋後側。

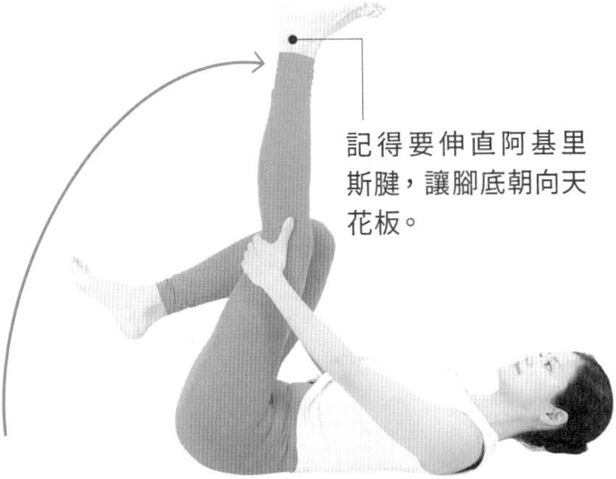

記得要伸直阿基里斯腱，讓腳底朝向天花板。

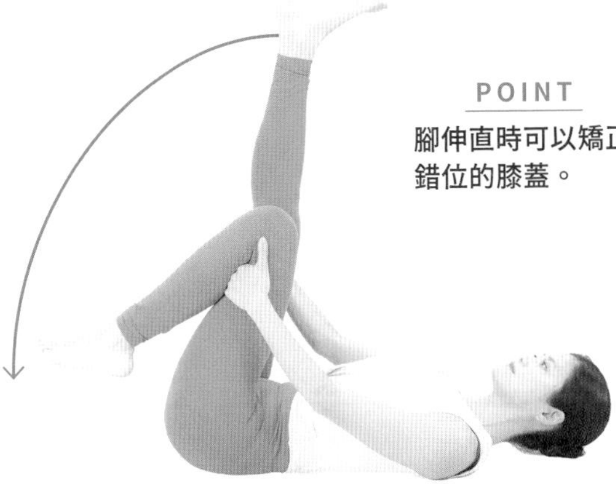

POINT

腳伸直時可以矯正錯位的膝蓋。

解決膝痛、 O形腿、 X形腿

躺姿後腳跟踢臀

目標｜消除膝蓋外翻問題，還能徹底放鬆大腿肌肉。

用腳後跟踢臀部

仰躺，雙手放在膝蓋前方，用腳後跟咚、咚、咚地踢臀部。踢的時候，臀部的內側、正中央、外側都要踢到。

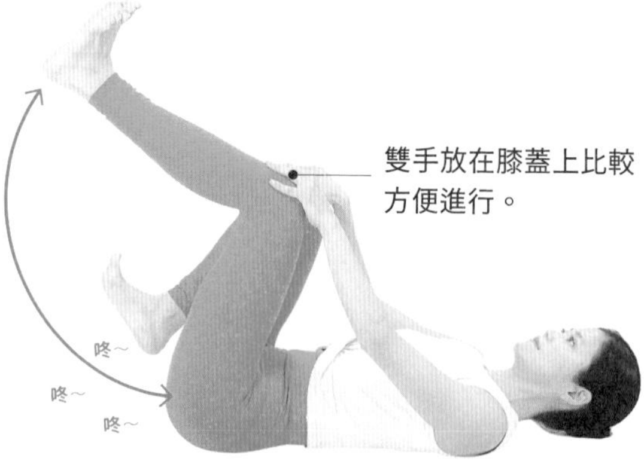

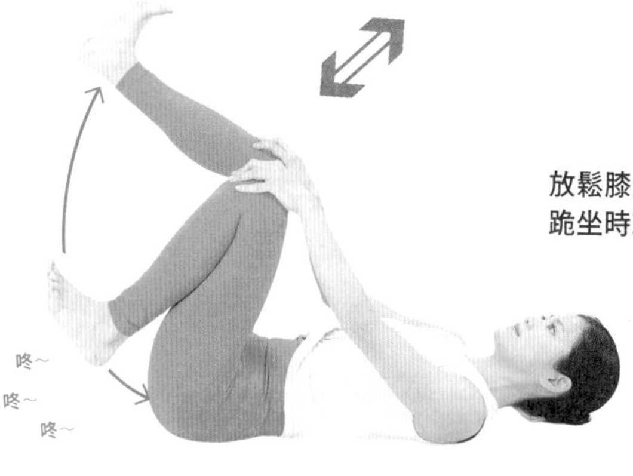

POINT

放鬆膝蓋周圍的肌肉後，跪坐時就會更輕鬆了哦！

Chapter 3

放鬆後就能熟睡了！20 分鐘自力整體循環訓練

本章是集中於伸展骨盆周圍的肌肉，使全身放鬆、矯正身體歪斜的循環訓練。各位可以躺著做，且由於做完之後會充滿睡意，所以建議就寢前進行哦！

讓二十分鐘自力整體循環訓練更有效的三大心法

本章將帶各位進行大約二十分鐘的自力整體循環訓練，從根本上改善身體歪斜。進行這套訓練時，只要意識到以下三點，就能得到更好的效果。

❶ **重點在於放鬆，而非伸展**：動作重點是放鬆身體，而非鍛鍊或伸展肌肉。

❷ **目的並不是要完成動作**：假設因為身體太僵硬而做不出動作時，不要太灰心，也不用勉強，只要確認姿勢是正確的即可。多練習幾次，做到能讓自己感到放鬆、舒服的程度即可。

❸ **輕柔地晃動身體**：過程中不要停下來，而是試著持續輕鬆自在地晃動身體。

自力整體循環訓練的六大步驟

目標→放鬆骨盆，從根本上改善身體歪斜。

STEP 1 檢查骨盆的歪斜程度

STEP 2 放鬆 & 重整骨盆周圍的肌肉

STEP 3 放鬆 & 重整雙腳內外側肌肉

STEP 4 開腿坐伸展&貼地坐伸展

STEP 5 仰躺式骨盆矯正法

STEP 6 下半身完全放鬆法

本章的動作需要用到稍微長一點的毛巾，請事先準備好。

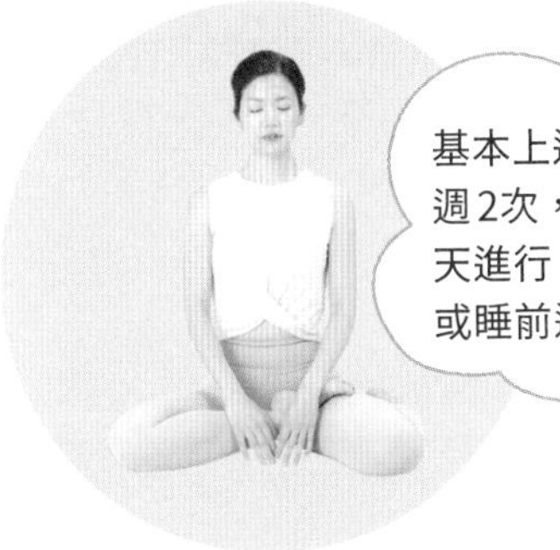

基本上進行頻率爲每週2次，但也可以每天進行；建議在晚上或睡前進行。

本章動作較複雜，建議掃描QR CODE 並參照書中的中文說明，搭配影片邊看邊做，更快上手!

STEP ❶

檢查骨盆的歪斜程度

檢查骨盆周圍的肌肉僵硬與歪斜程度

1

雙手放在身體後方，雙腳往前伸直

坐在地上，雙腳稍微打開與肩同寬。

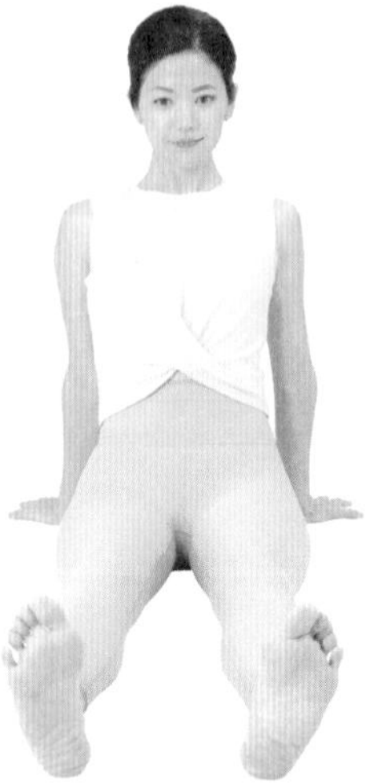

腳趾碰不到地板的人，表示骨盆周圍的肌肉或關節變僵硬了！

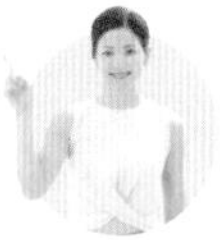

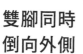

2

雙腳同時倒向外側

小指可以碰到地面嗎？

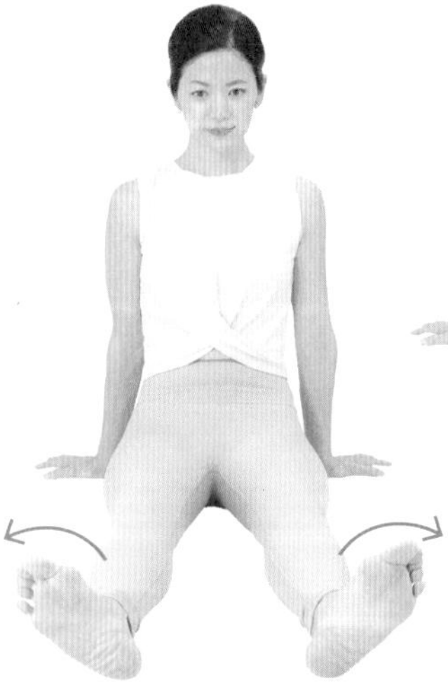

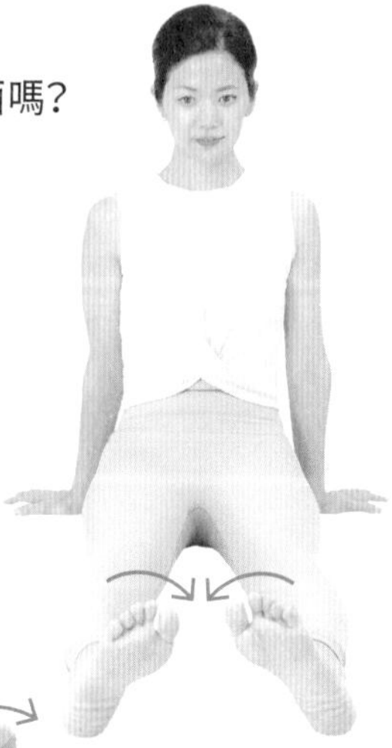

3

雙腳同時倒向內側

大拇指可以碰到地面嗎？

完成STEP 2之後，要再回到STEP1檢查一次；別忘了這種感覺哦！

STEP 2

放鬆 & 重整骨盆周圍的肌肉

放鬆僵硬的骨盆肌肉，
使其回到正確的位置

將左腳腳踝收到臀部底下

彎曲左腳，讓左腳背貼地，再把左腳踝收到臀部底下。

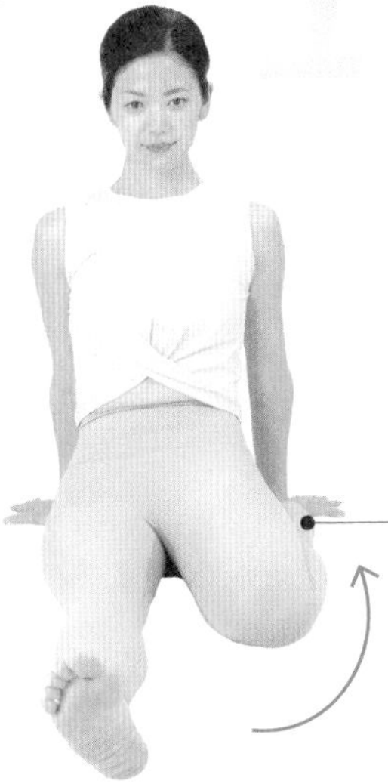

左腳收到臀部底下，腳背貼地。

若進行這些彎曲膝蓋的動作時有困難，請不要勉強，不妨先持續進行CHAPTER2 的自力整體一段時間之後，再來挑戰！

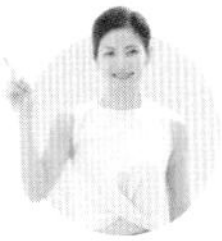

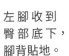

提起左膝

慢慢地將左膝提起，離地約10公分。

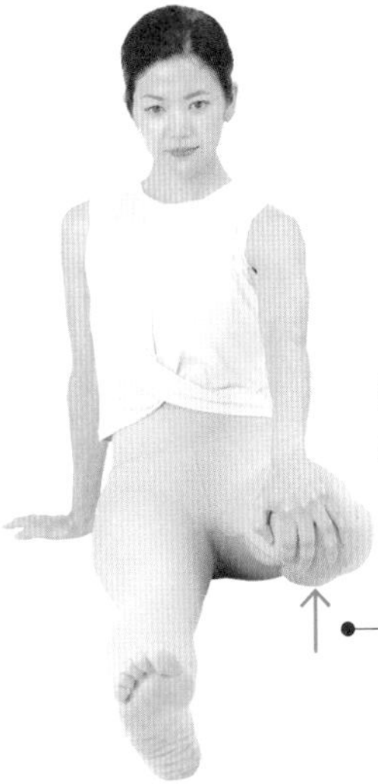

提起10公分左右。

接下頁

續前頁

3 左膝向外打開，輕輕地搖晃

左膝蓋向外打開，輕輕地搖晃。與此同時，也要以舒服的感覺用臀部對臀部底下的左腳背施壓。

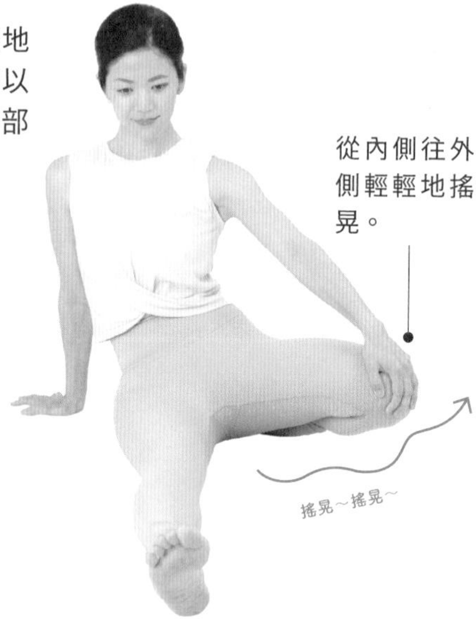

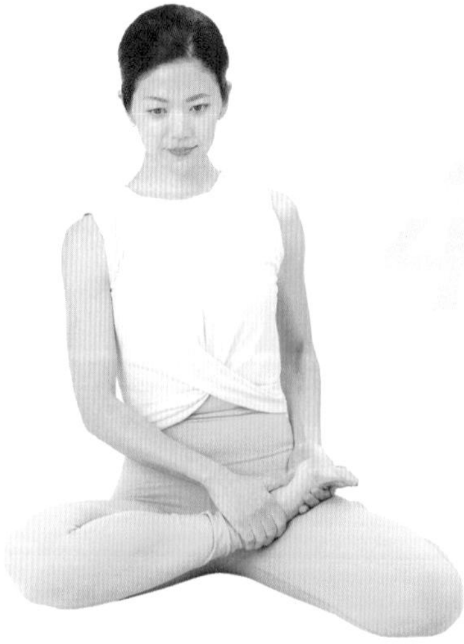

4 右腳的腳背放在左腳的大腿根部

將右腳背放在左大腿的根部上，往身體的方向拉。若身體太僵硬、腳背放不上去的人，也可以直接放在地板上亦可。

5 用右手將右膝推向地板

左手放在地上，以右手使勁地將右膝蓋往地板的方向推。

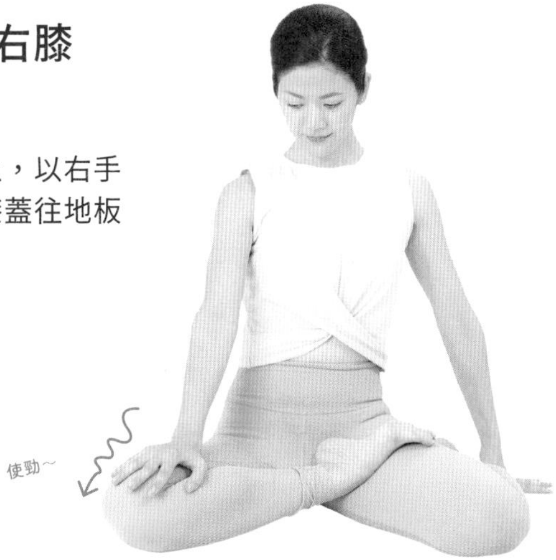

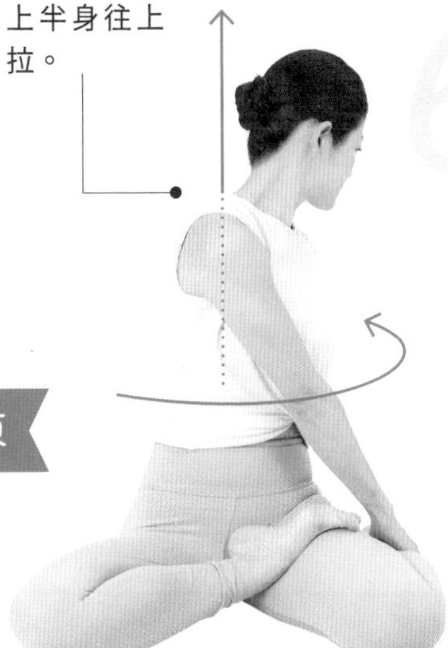

6 上半身向左扭轉，右手抓住左腳踝

身體向左側扭轉，右手抓住左腳踝，上半身使勁地往上伸直，再繼續扭轉多一點。

接下頁

續前頁

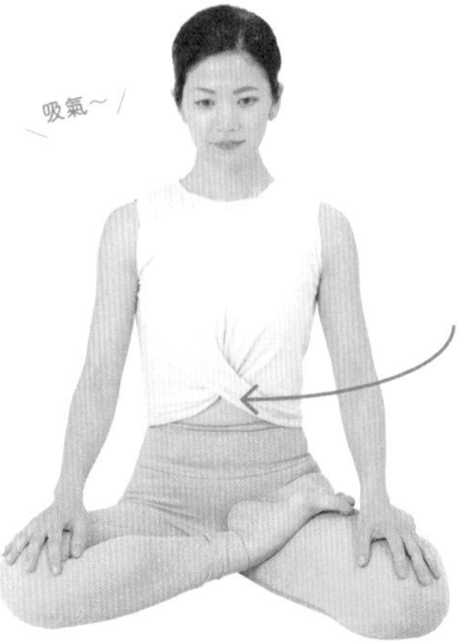

深呼吸，上半身慢慢轉正

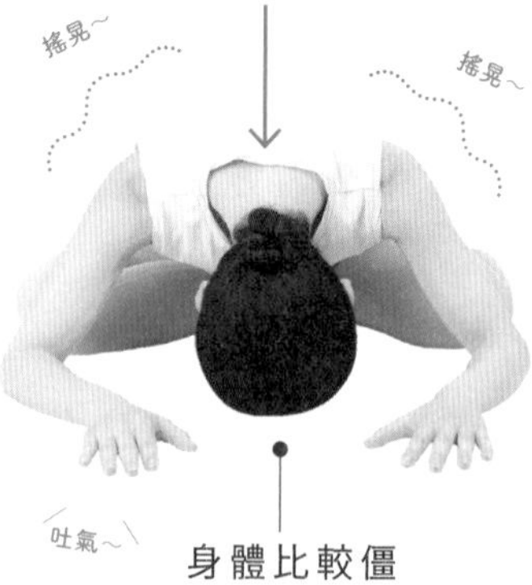

吐氣，上半身慢慢地向前彎

雙手貼地，吐氣，從腹部開始慢慢地往前彎曲，再前後左右搖晃身體。

身體比較僵硬的人，額頭碰不到地也沒關係。

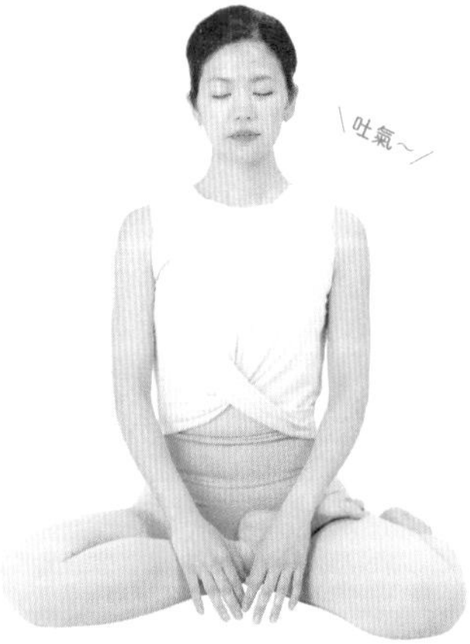

起身，身體慢慢地回正

深呼吸，雙手按壓地板，慢慢地起身，將身體回正。

身體比較僵硬的人在做接下來10～13的動作時，請依能力所及進行，勿勉強。

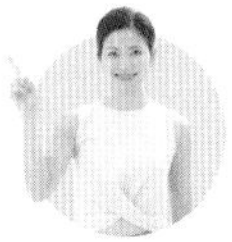

10

雙手向後撐地，臀部輕輕地搖晃

繼續保持單腳盤腿的姿勢，將雙手放在身後，臀部輕輕地左右搖晃。

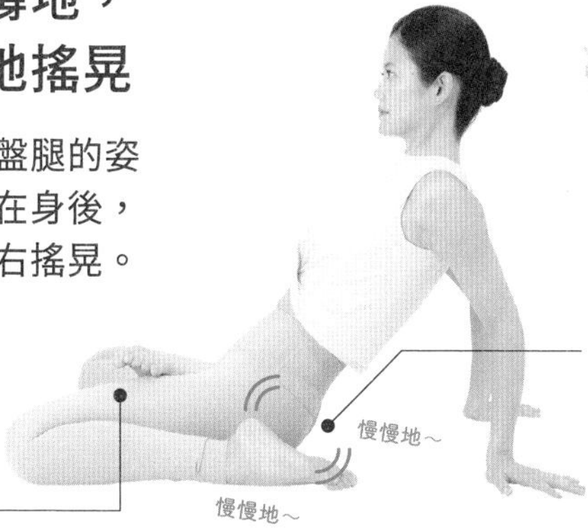

搖晃臀部。

保持單腳盤腿的姿勢。

11

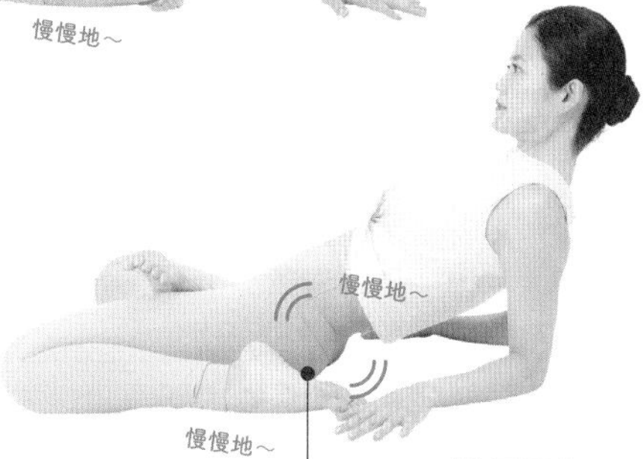

搖晃臀部。

手肘貼地，輕輕搖晃臀部

上半身一點一點地往後倒，直到雙手手肘貼地，再輕輕地左右搖晃臀部；身體比較硬的人可以直接跳到P.133的動作16。

接下頁

12

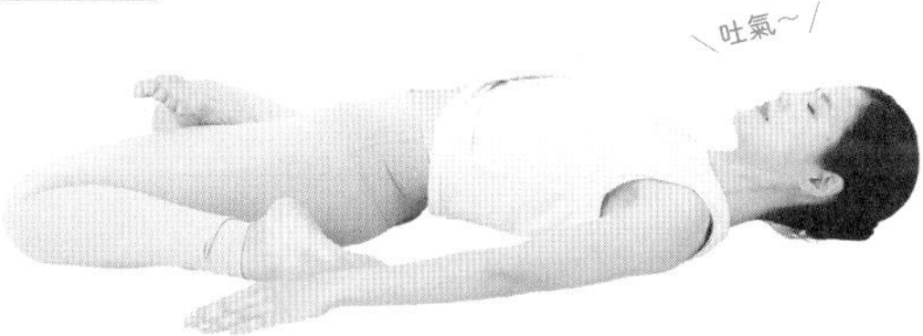

背部慢慢貼地

續前頁

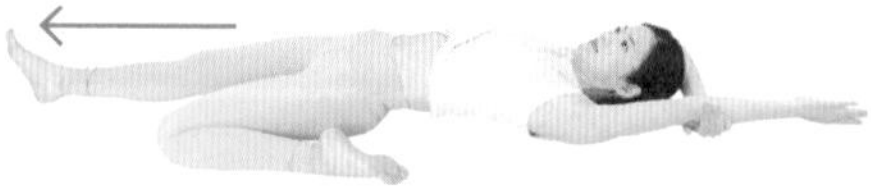

右腳會痛的人……

也可以放開盤腿的右腳，
以單腳伸直的方式進行。

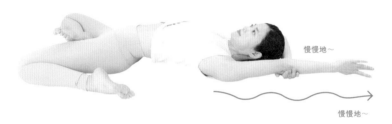

13 慢慢地將左手臂伸直，越過頭頂

右手抓住左手的手肘，慢慢地將左手臂往頭頂上方伸直。

如果肩膀、背部、腰部會痛……

可以在肩膀下方墊一個
抱枕會比較容易進行。

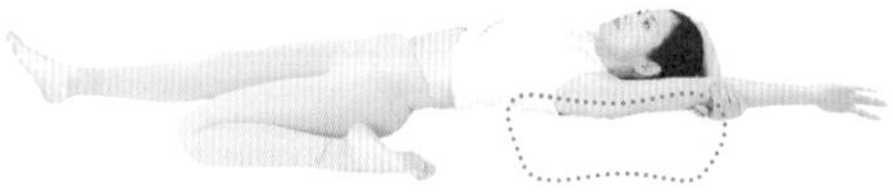

14 以側躺的方式從右側起身

雙手解開，伸直右腳，往右邊側躺；
休息一下，再慢慢地起身。

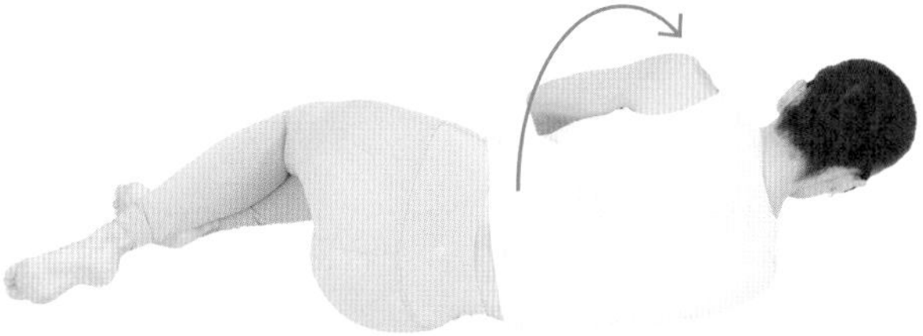

15 左右邊交換，依相同方式重複進行

16 檢查肌肉的放鬆程度

輕鬆地往內、往外晃動腳尖。

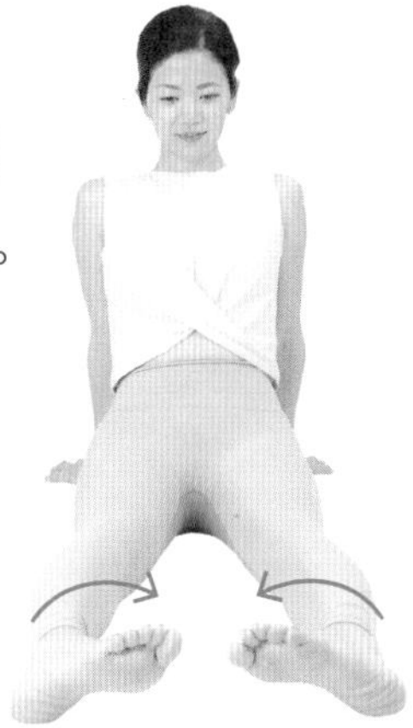

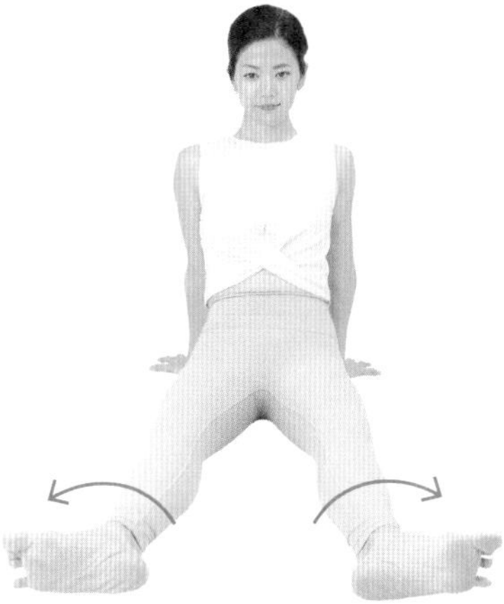

POINT

理想的狀態是大拇指和小指能比一開始更能靠近地板一些。若可以，就表示骨盆周圍的肌肉放鬆、歪斜改善了。

STEP ③

放鬆 & 重整雙腳內外側肌肉

伸展大腿和臀部的肌肉，
放鬆緊繃的骨盆周圍，同時，
腰痛也能獲得改善

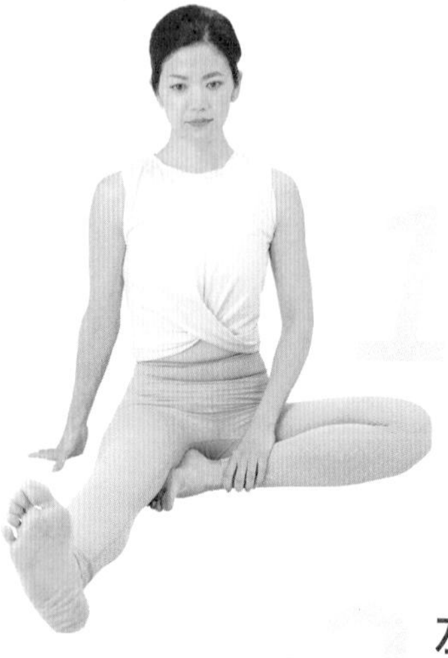

伸直右腳，左腳貼向右大腿

伸直右腳，左腳向外張開，
左腳掌貼著右大腿的內側。

左手抓住右腳外側

左手抓位右腳靠近小指這邊的側面，再將上半身慢慢地往前彎。

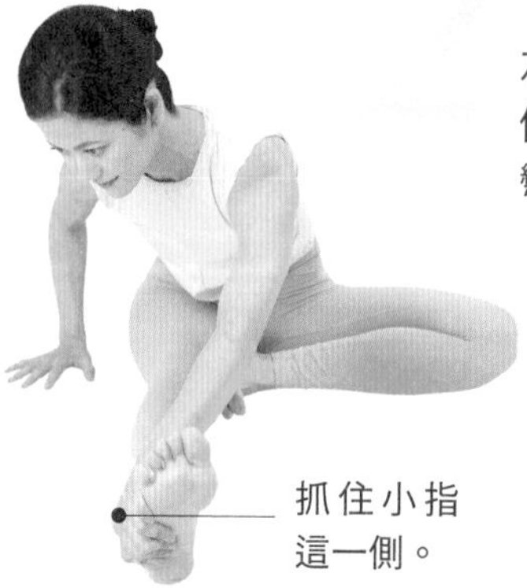

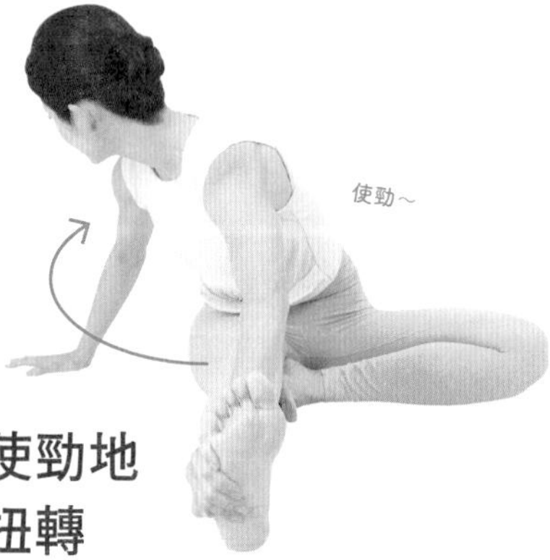

上半身使勁地向右側扭轉

左手放開，
慢慢地將上半身
回到正面

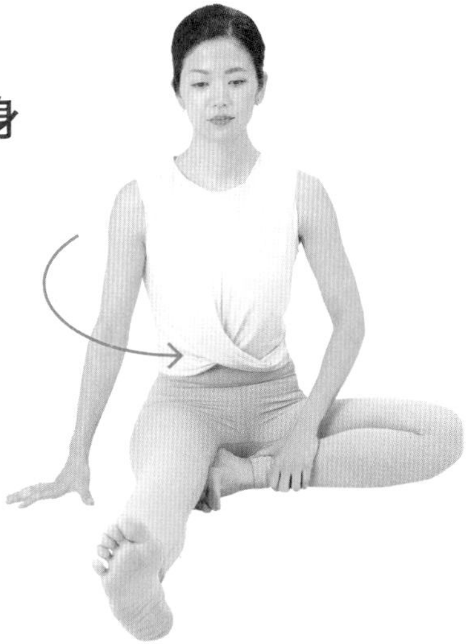

左膝放在右膝上

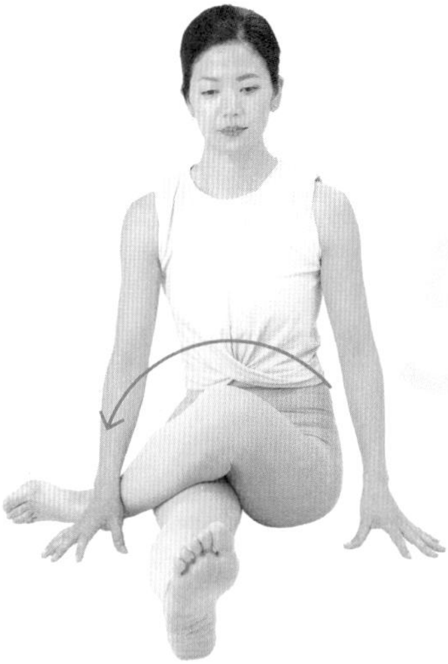

右手抓住左腳踝、左手抓往右腳側面，一邊吐氣，一邊慢慢地往前彎

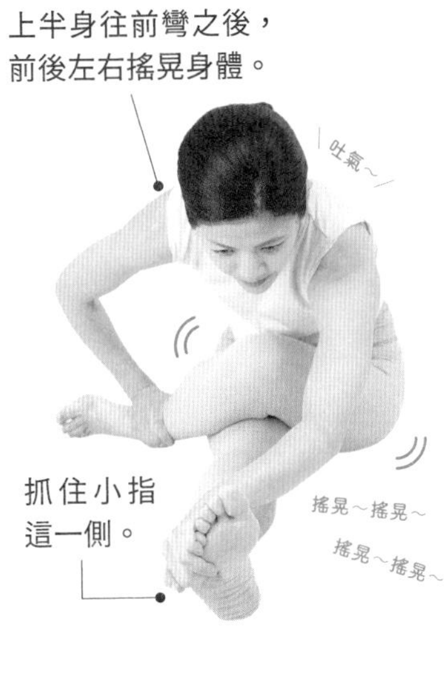
上半身往前彎之後，
前後左右搖晃身體。
吐氣～
抓住小指
這一側。
搖晃～搖晃～
搖晃～搖晃～

接下頁

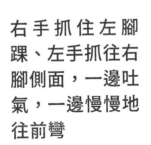

續前頁

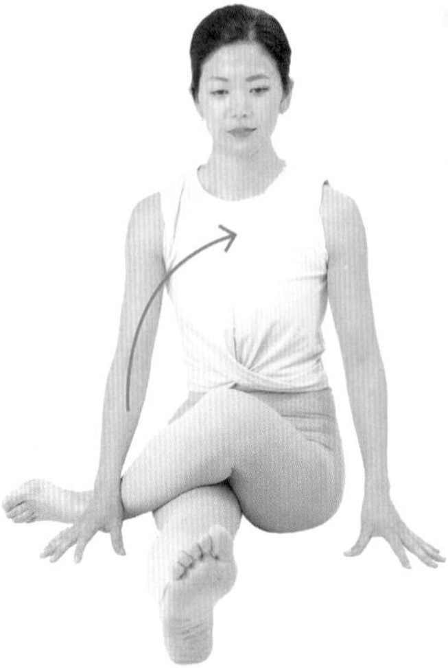

7 雙手解開，身體慢慢回正

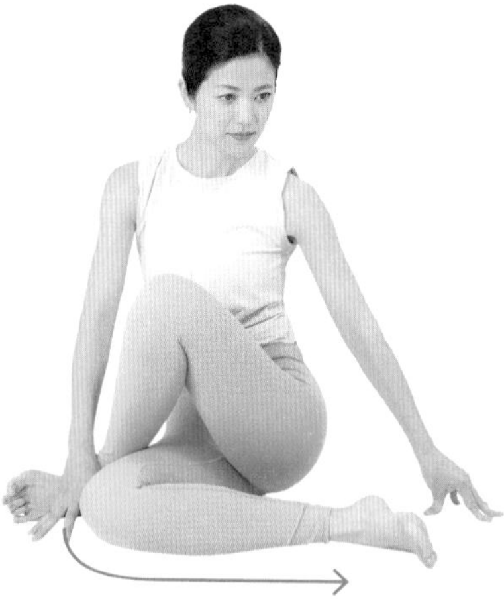

8 右腳往左側彎曲立起

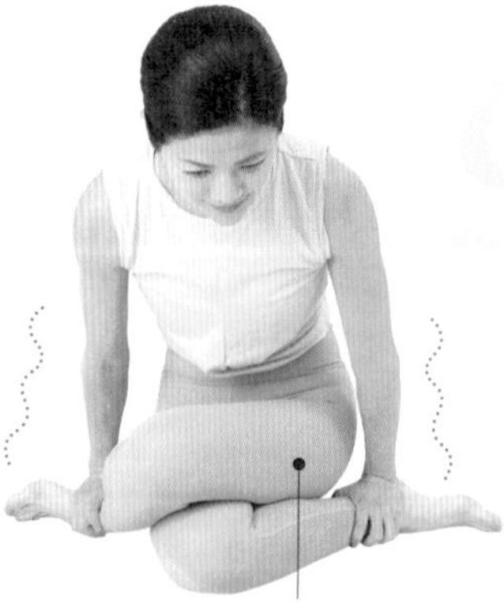

抬起臀部，調整位置。

9 雙手抓住雙腳腳踝，稍微抬起臀部，調整膝蓋的位置

若無法完成這個動作，也可直接跳到P.138的動作13～15。

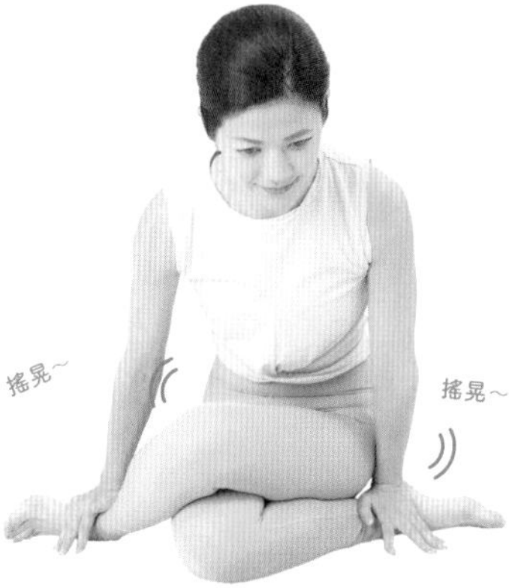

10

臀部左右搖晃

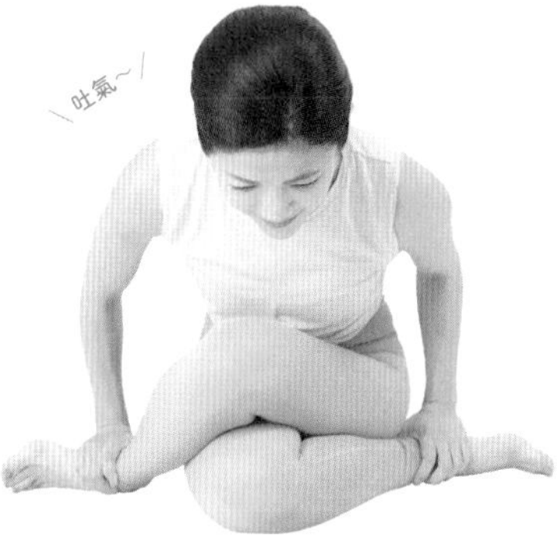

11

抓住雙腳的腳踝，上半身往前彎

一邊從丹田慢慢地吐氣，
一邊往前彎。

12

雙手往前伸直，身體左右搖晃

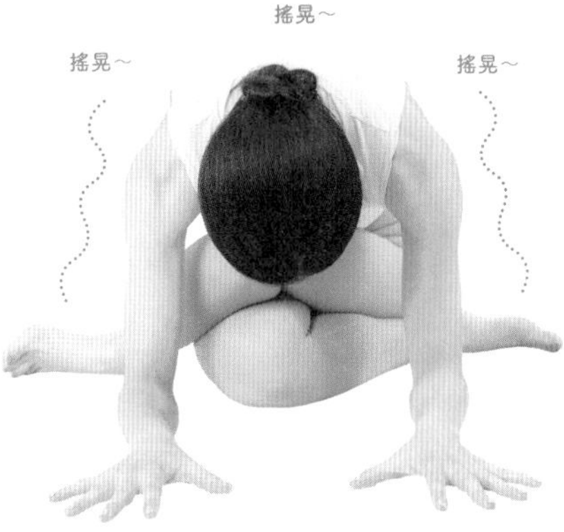

接下頁

續前頁

雙腳往前伸直，搖晃腰部

起身，身體慢慢地回正；雙手放在後面，解開雙腳，往前伸直，再輕輕地搖晃腰部。

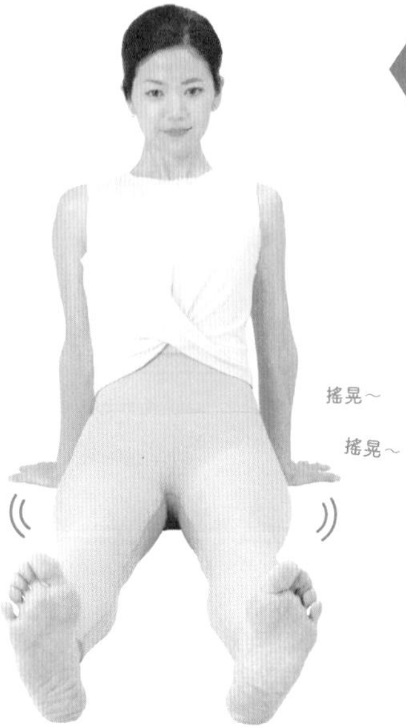

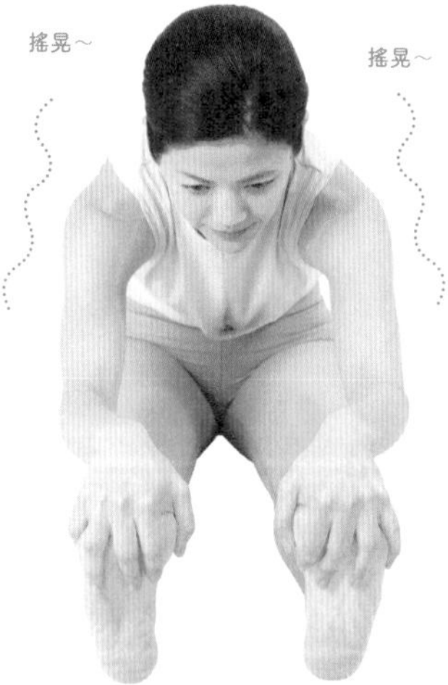

抓住腳尖，前後搖晃

坐姿前彎有困難的人，不妨改用毛巾套住腳掌的方式進行。

身體慢慢回正，接著左右邊交換，依相同方式重複進行

STEP 4

開腿坐伸展 & 貼地坐伸展

利用「開腿坐」檢查截至目前的訓練效果，接著再利用「貼地坐」調整骨盆狀態

慢慢張開雙腳

慢慢地張開雙腳，感覺屁眼朝向後方，將骨盆立起。

完成STEP 4 的動作後，再檢查一次身體的感覺，同時別忘了這種感覺喔！

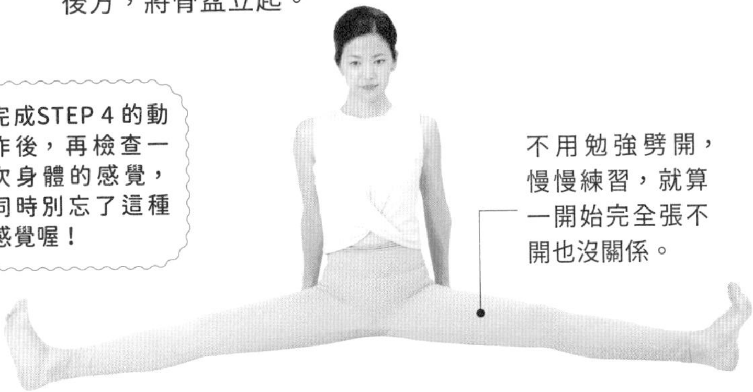

不用勉強劈開，慢慢練習，就算一開始完全張不開也沒關係。

按摩髖關節

雙手按住大腿根部，身體輕輕、慢慢地左右搖晃，同時用雙手按摩髖關節，使其放鬆。

接下頁

身體左右搖晃。

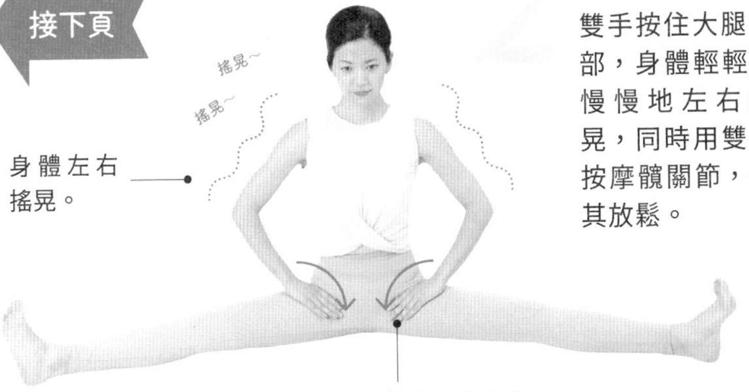

用雙手以將鼠蹊部往內側扭轉的方式來按摩。

續前頁

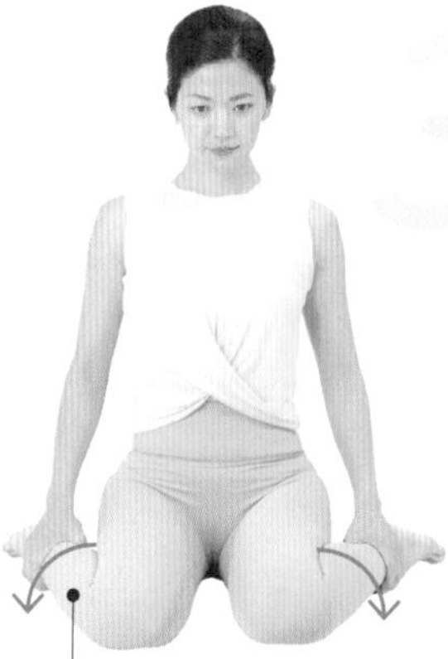
小腿往外側扭轉。

直接變換成貼地坐的姿勢

彎曲膝蓋，將雙腳腳踝移到臀部旁邊，貼地而坐；若膝蓋會痛的人，請不要勉強進行。

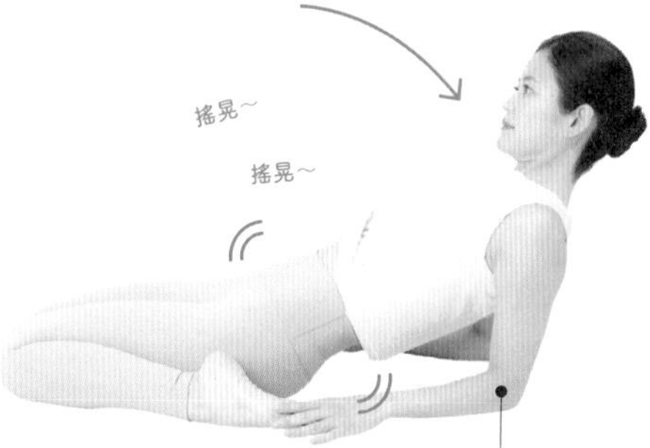
搖晃～
搖晃～
手肘撐著地板搖晃。

慢慢地向後倒，途中要停一下

雙手手肘撐在後方地面，上半身慢慢向後倒，中間停一下，輕輕地左右搖晃身體；膝蓋會痛者可改用伸直單腳的方式進行。

背部慢慢貼地，雙手伸直越過頭頂

膝蓋盡量靠攏，往地板的方向壓；盡可能縮小手肘之間的距離，舒服地伸展。

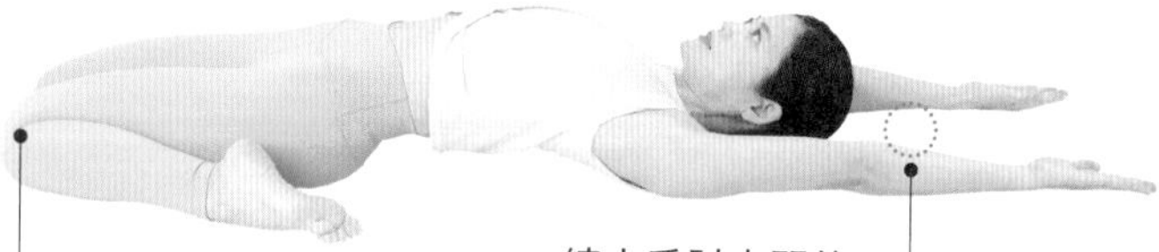
膝蓋併攏貼地。
縮小手肘之間的距離。

6

左手抓住右手，使勁地伸展

停留一個呼吸，接著左右手交換，以相同方式重複進行。

肩膀、腰背會痛的人……

可以在肩膀底下墊
一個抱枕輔助。

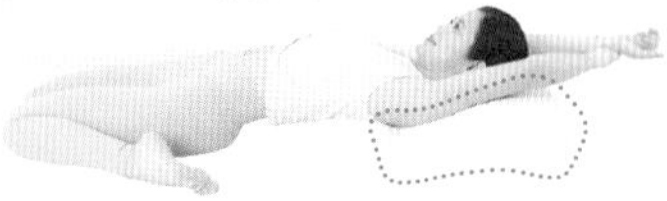

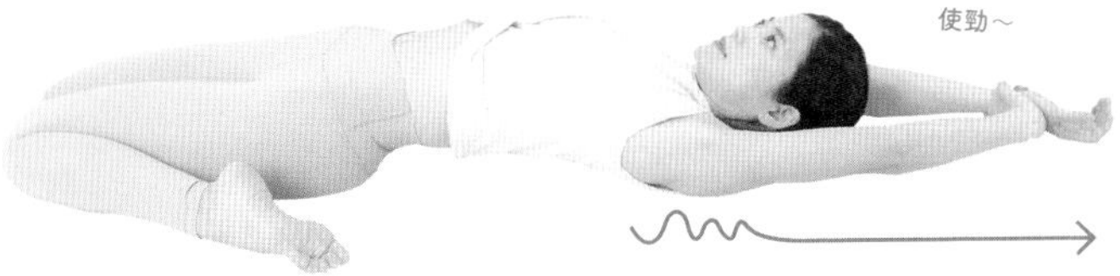

7

平躺，休息一下

雙手放下，伸直放在身體兩側，吐氣，呈現大字形仰躺，休息一下。

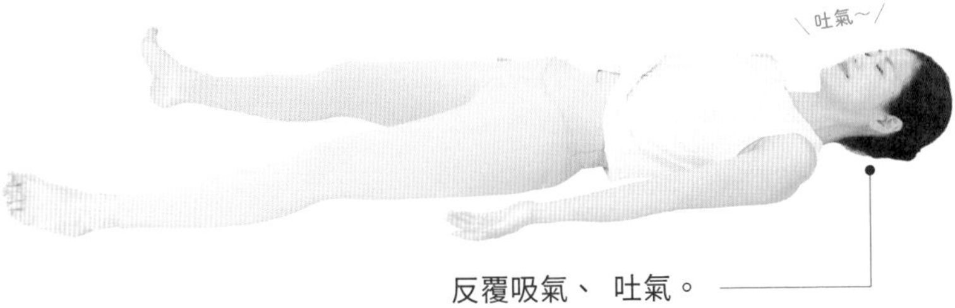

接著立刻再做一次「開腿坐」，矯正骨盆歪斜的效果會更顯著。

STEP 5

仰躺式骨盆矯正法

**伸展髖關節，放鬆緊繃的腰大肌，
持續改善身體歪斜的問題**

平躺，雙腳膝蓋立起

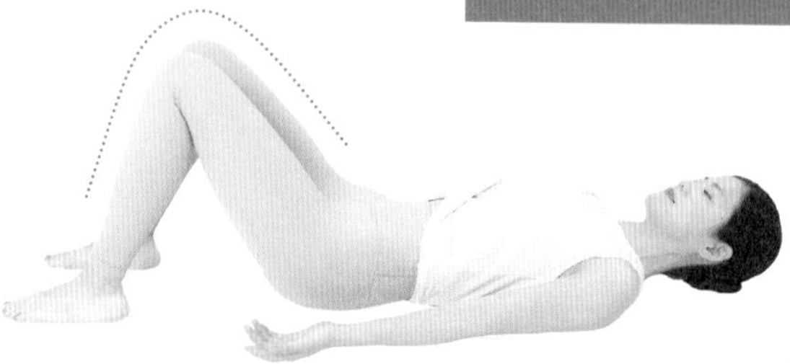

右膝放在左膝上，右腳甩來甩去

右膝放在左膝上，右腳甩來甩去，藉此放鬆右小腿。

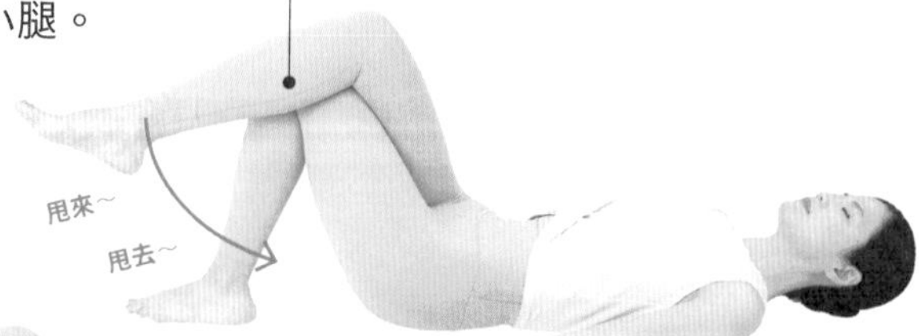
感覺小腿放鬆了。
甩來～
甩去～

甩來～
甩去～

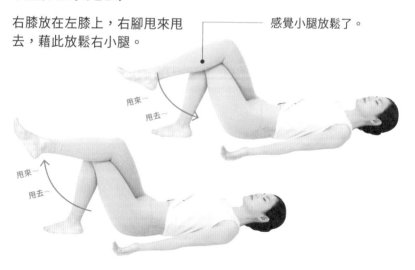

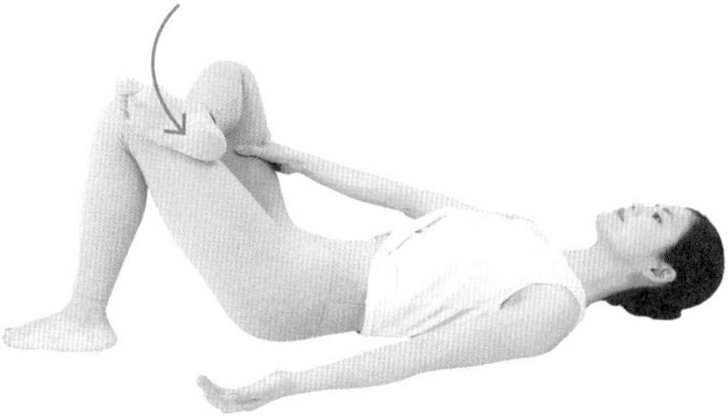

將右腳腳踝放在左大腿上

放在靠近膝蓋的左邊大腿上。

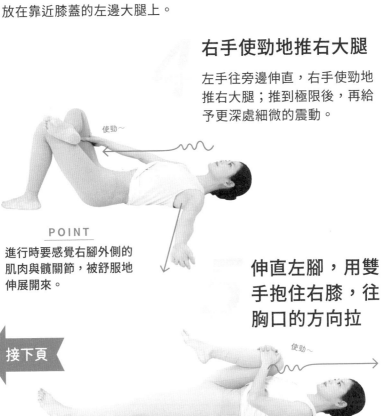

右手使勁地推右大腿

左手往旁邊伸直，右手使勁地推右大腿；推到極限後，再給予更深處細微的震動。

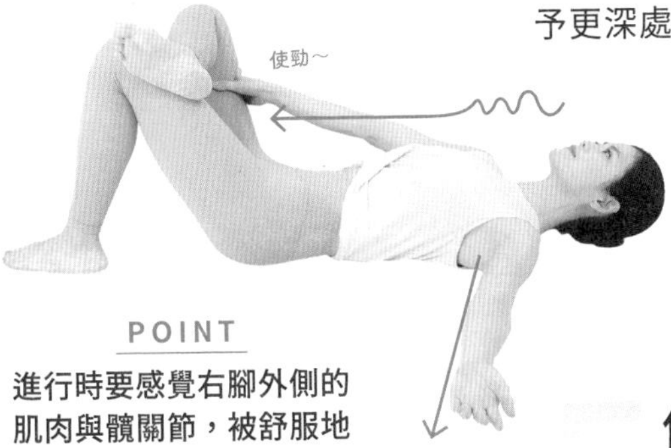

POINT

進行時要感覺右腳外側的肌肉與髖關節，被舒服地伸展開來。

伸直左腳，用雙手抱住右膝，往胸口的方向拉

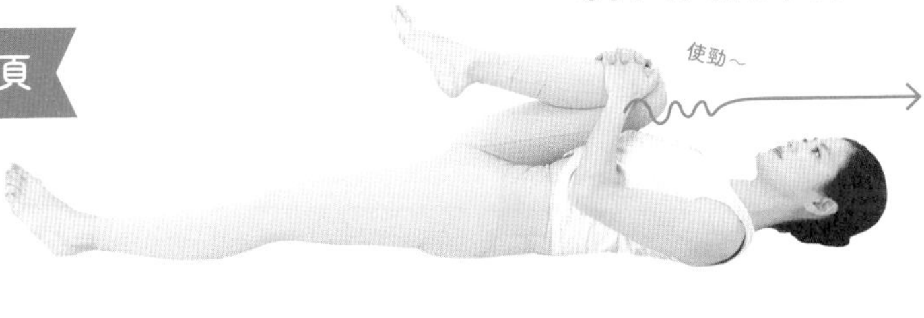

接下頁

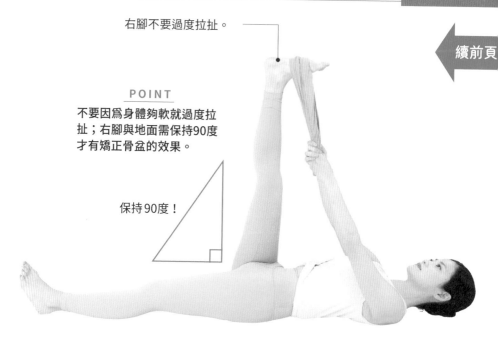

續前頁

右腳不要過度拉扯。

POINT

不要因爲身體夠軟就過度拉扯；右腳與地面需保持90度才有矯正骨盆的效果。

保持90度！

6

左手往上伸直。

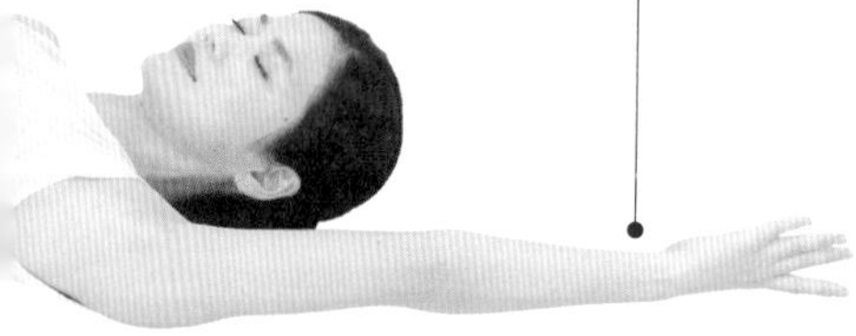

用毛巾套住右腳的腳底，將右腳往上拉起

用長一點的毛巾套住右腳的腳底，以雙手或右手抓住毛巾，將腳拉起來，拉高至90度最爲理想。不過，如果拉不到90度也沒關係，只要在拉得起來的範圍內進行即可。

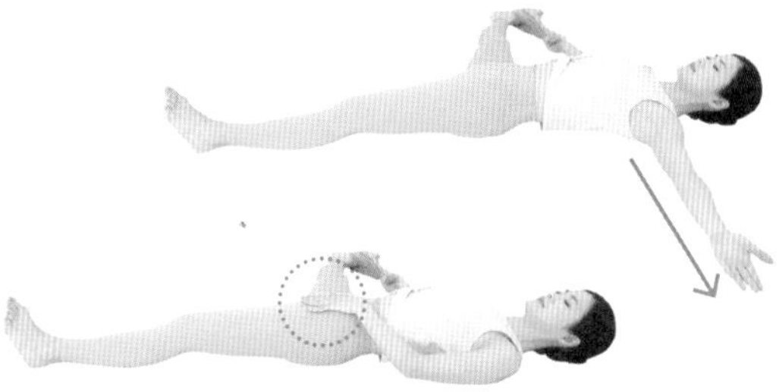

左手往頭頂伸直有困難的人……

也可以往旁邊伸直，或用
左手按住左邊的鼠蹊部。

7 右腳慢慢地向外側打開

接著，請保持左手往上伸直的姿勢，把右腳慢慢地向外側打開，左膝再咚、咚、咚地上下抖動。如果這個動作太困難，依能力所及進行即可，勿勉強。

POINT

輕輕地抖動左膝，能讓左腰大肌與右髖關節更加放鬆。

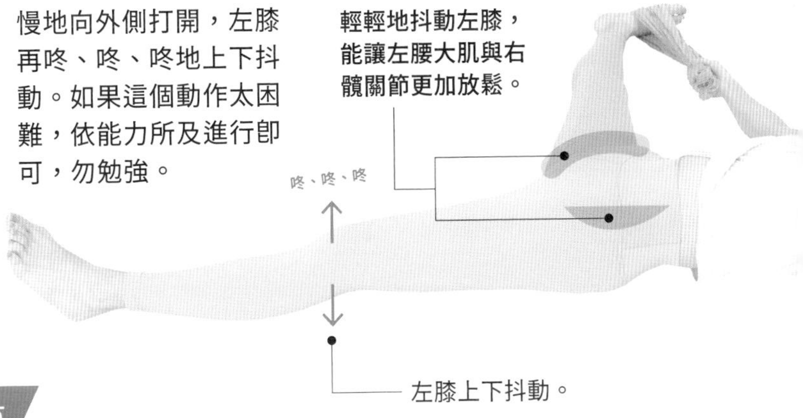

接下頁

續前頁

8 上半身倒向右側，用毛巾使勁地按壓右腳底

接著，上半身倒向右側，雙手抓住毛巾，並扭轉腰部，再用毛巾使勁地按壓右腳底。

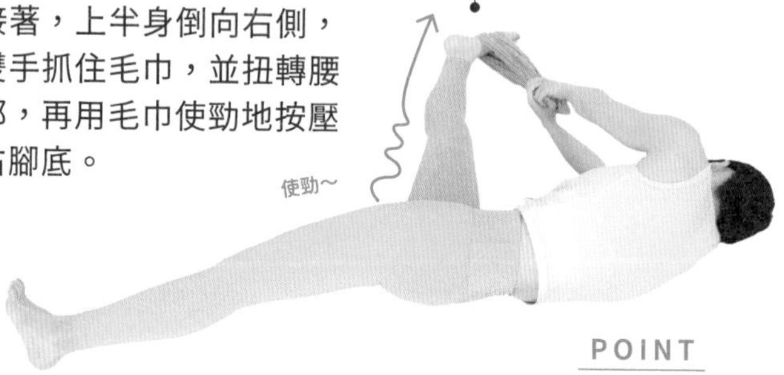

POINT

感覺右腳外側被充分伸展開來。

9 右腳回正，朝向天花板

右手放開毛巾，與肩膀一起回到地板上。左手繼續抓著毛巾，慢慢地拉回右腳，使其朝向天花板。

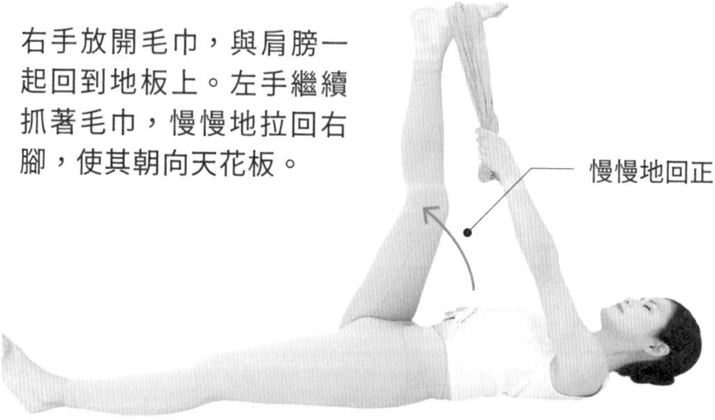

10 臉朝右，右腳倒向左側

臉部朝向右側，再慢慢地把右腳花10秒左右的時間倒向左側，腰部扭轉。接著，右腳慢慢地上下搖晃。

POINT

這時要感覺右側臀部肌肉被充分伸展開了，但請量力而爲，勿勉強。

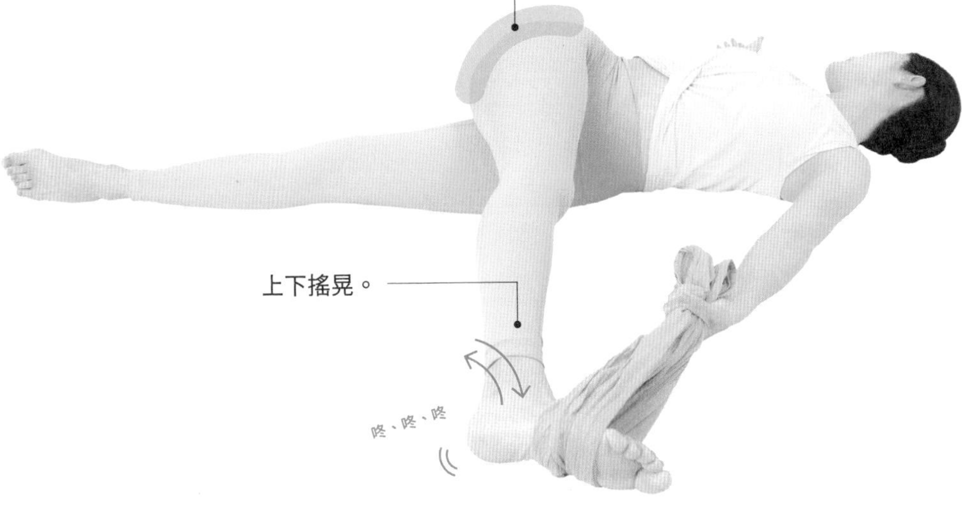

接下頁

續前頁

11

放開毛巾，抱住右膝

放開毛巾之後，抱住右膝，並使勁地往胸口的方向拉。

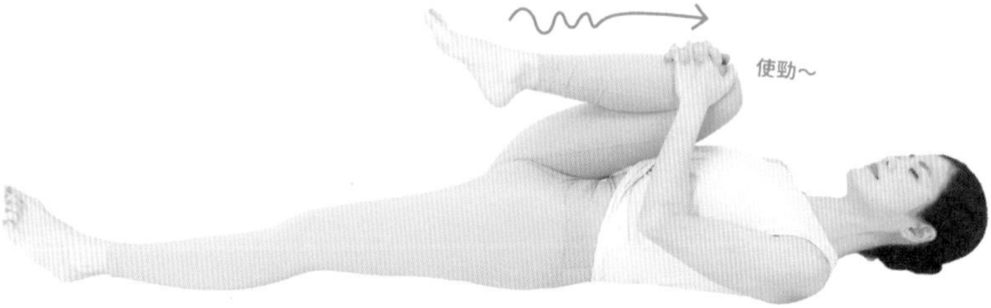

12

右膝放在左膝上，右腳甩來甩去

鬆開雙手，再次彎曲膝蓋，將右膝放在左膝上，右腳甩來甩去，藉此放鬆右邊的小腿肚。

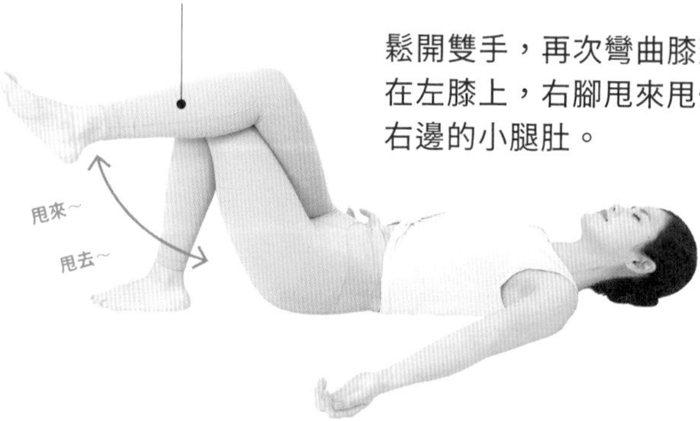

13

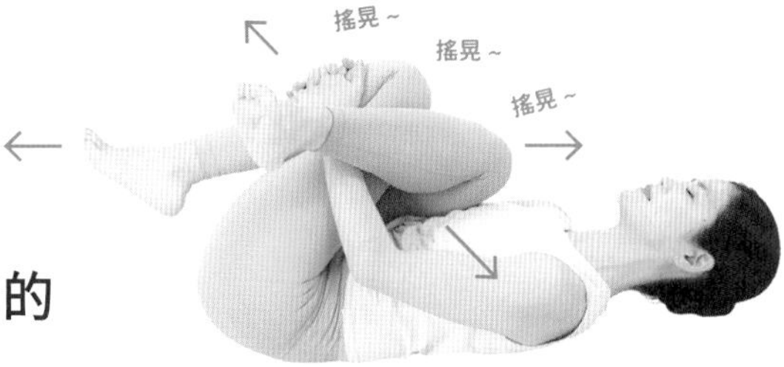

把雙腳往胸口的方向拉近

在動作12的狀態下，用雙手使勁地將雙腳往胸口的方向拉，十指交扣，抱住左腳的小腿前側，再稍微前後左右搖晃一下；若身體太硬、會痛的人，量力而爲勿勉強。

身體較硬者，動作13請勿勉強進行。

14

左右腳交換，依相同方式重複進行

因「腰部反折」而會腰痛的人……

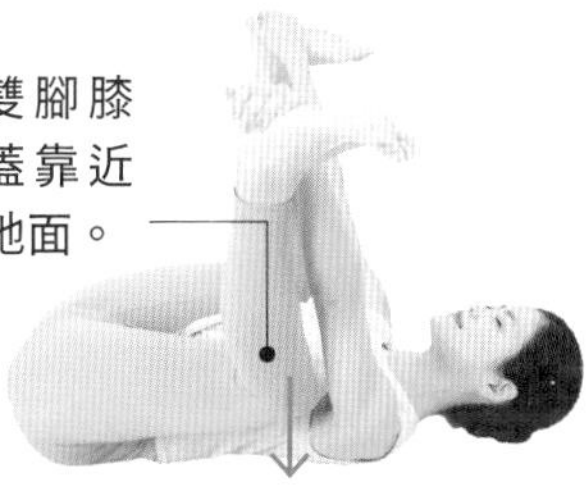

可以改做以下這個動作：解開雙腳，膝蓋彎曲，用手從內側抓住腳後跟，讓膝蓋靠近地面。如果還可以依序讓雙腳膝蓋碰到地板的話，更能緩解腰部反折的疼痛（※影片中沒有示範此動作）。

STEP 6

下半身完全放鬆法

繼續放鬆身體，
讓全身更加輕鬆自在

1

雙手抱住膝蓋後側，
雙腳往天花板伸直

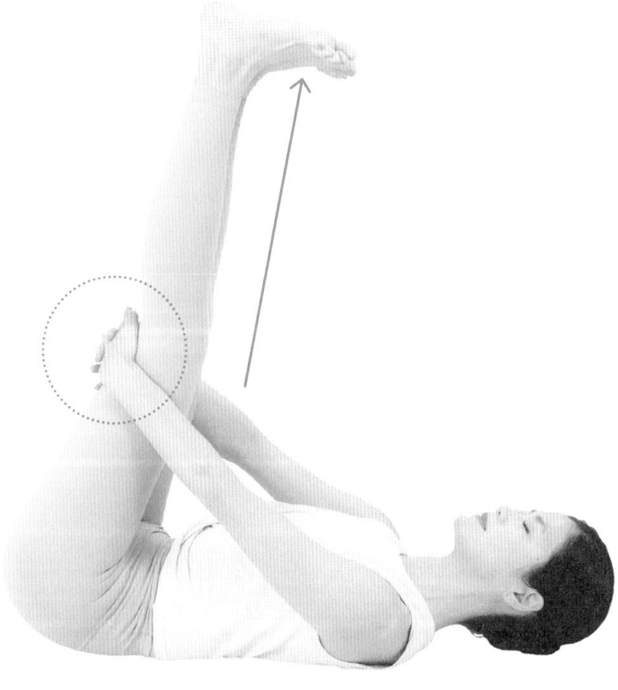

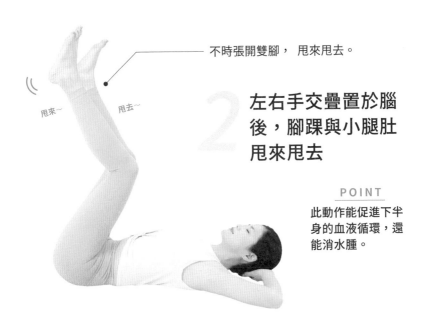

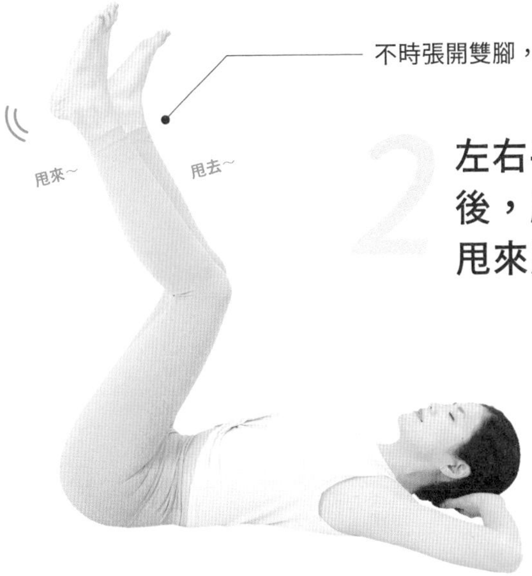

2 左右手交疊置於腦後，腳踝與小腿肚甩來甩去

POINT

此動作能促進下半身的血液循環，還能消水腫。

腰痛或腳抬不起來的人……

在腰部墊一個抱枕來進行會比較輕鬆。

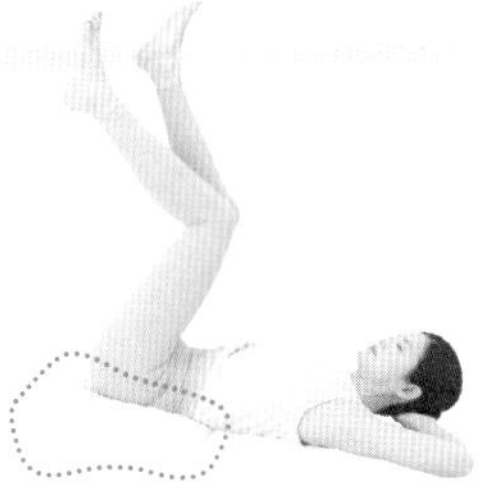

肚子沒力的人……

可以用雙手抓住膝蓋後側。

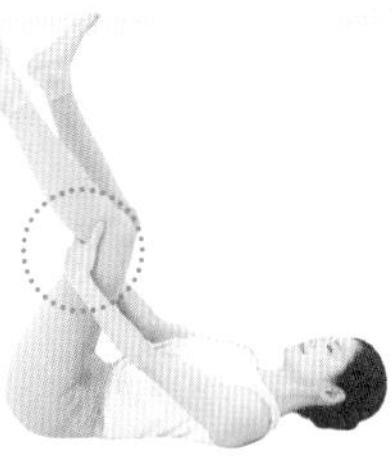

接下頁

續前頁

雙手向上伸直，手腕於空中甩來甩去

POINT

充分放鬆腳踝、手腕。

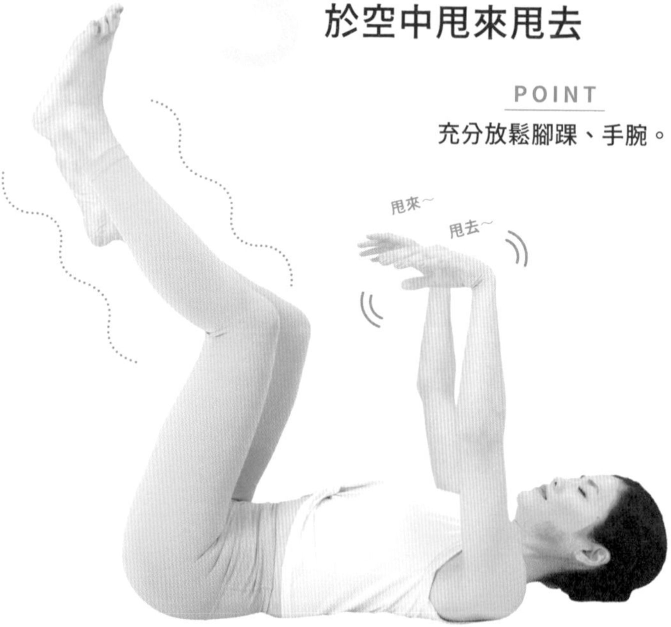

做不出這個姿勢的人……

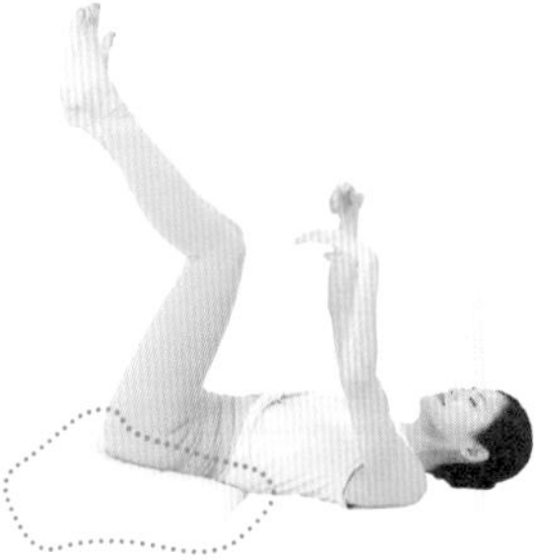

可以在腰部墊一個抱枕，
就能徹底放鬆了。

4 雙手放在膝蓋上，用腳後跟踢遍臀部各處

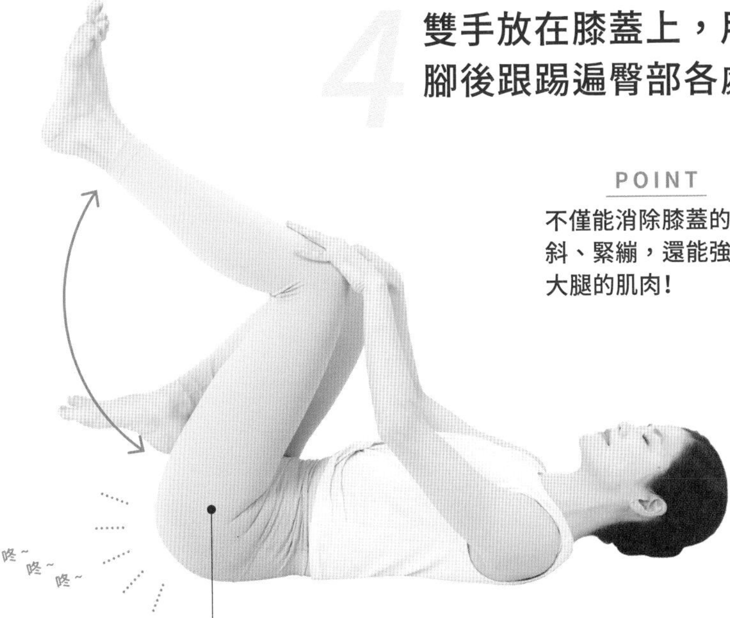

POINT

不僅能消除膝蓋的歪斜、緊繃，還能強化大腿的肌肉！

臀部的內側和外側都要踢到。

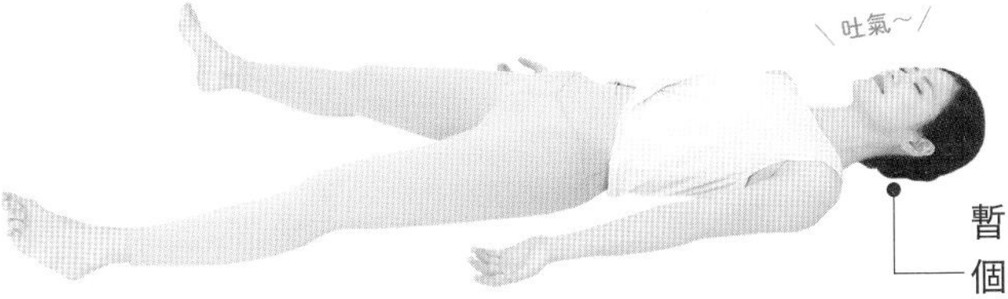

暫時停留在這個姿勢，反覆深呼吸。

完成，就這樣好好休息一下吧！

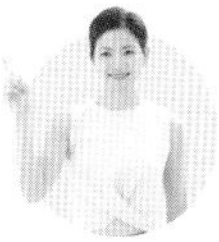

5 深呼吸，好好放鬆

伸直雙手、雙腳，放鬆並深呼吸；從鼻子吸氣、嘴巴吐氣，徹底放鬆全身。

真人實證

實踐三個月自力整體的驚人成果！

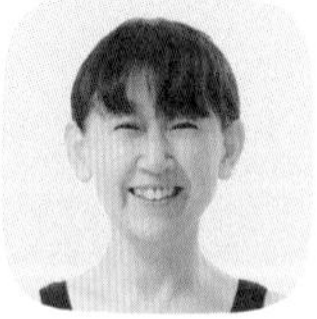

宇城木之實女士／五十八歲／身高一五六公分

體重減少八・七公斤！身體變健康，不用再吃藥了

我嘗試過各式各樣的瘦身方法，但每次都會復胖。此外，受到新冠肺炎疫情的影響，整天都待在家裡上班，身體變得硬邦邦，體重也因此增加，以前的衣服都穿不下了。買了一堆掩飾身形的衣服時，也報名了這次的自力整體瘦身企劃。原本只是抱著姑且一試的心情參加，沒想到原本高低不一的膝蓋變得一樣高了，同時膝痛、腰痛、手腳冰冷、雙腳水腫的情況都大幅改善。

再加上每天睡前做「二十分鐘自力整體循環訓練」，還能幫助熟睡，自律神經失調也跟著改善，不再需要各種皮膚科的藥、腸胃藥、鼻噴劑。此外，在生活中循序漸進地加入「整食法」，如今不必使用瀉藥就能順暢排便。三個月後，體重減少八・七公斤，體脂肪下降八%，腰圍減少十三公分，可以穿上原本拉不起來的裙子。就連以前會顯得肚子很大的窄管牛仔褲，也能穿得俐落有型。「幸好不用丟掉以前的衣服！」是我最真實的感想！這次的體驗是我的寶藏。

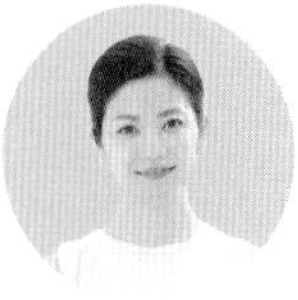

雖說自力整體與整食法具有可輕鬆持續執行的優點，但要改變過去的長久習慣其實並不是一件容易的事。宇城女士能積極地進行自我分析，這點非常厲害。

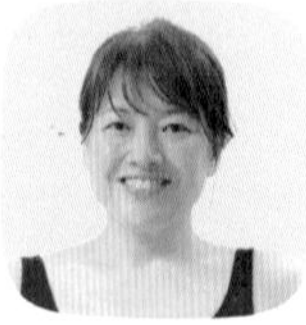

北條禮女士／五十一歲／身高一六二公分

體重減少七・二公斤！疼痛的上半身也能動了

身材隨年齡逐漸走樣，心想接下來與其重視美容養顏，有沒有什麼方法可以健康地瘦下來呢？正在摸索時發現了這次的自力整體瘦身企劃。

我的身體很僵硬，所以起初是抱著吃苦就當吃補的心情開始。就寢前看著「二十分鐘自力整體循環訓練」的影片放鬆身體，慢慢地在不勉強自己的能力範圍內進行。不知不覺，起初因爲五十肩痛得無法伸展的上半身竟慢慢地能動了。其次，加上執行「整食法」，第二天一早的排便也相當順暢，眞是令人喜悅的附加價值。睡眠品質也比以前好很多。結果體重從六十四・八公斤降至五十・六公斤，減少了七・二公斤！尤其是腹部變得非常緊實。

「聳肩」和「壯碩的上半身」曾經令我很自卑，但現在已經有好幾個人對我說「妳的背影苗條得判若兩人，看起來就像窈窕淑女喔」，眞是太開心了。不僅如此，還有一件事也讓我很開心，那就是矢上裕教授在線上回答問題時告訴我「也有人透過自力整體改善視力」，而實際上，我配隱形眼鏡的度數眞的減少了。有幸遇見能讓我一生受益無窮的好習慣，著實滿心感激。

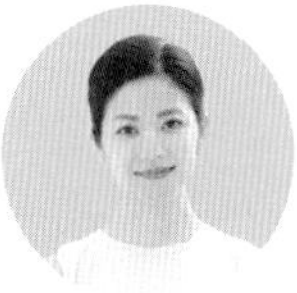

挑戰之前的北條小姐有聳肩的習慣，進而使頸部、肩膀、眼睛的肌肉隨時都處於緊繃狀態。不過，持續自力整體三個月之後，不僅肩頸肌肉放鬆，也同時放鬆了眼睛的肌肉，視力同步獲得改善。

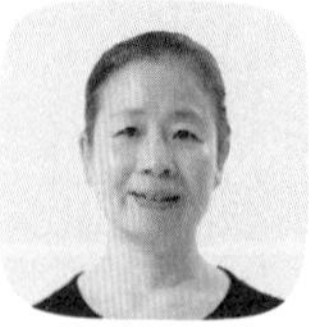

森貴美女士（假名）／五十二歲／身高一五七公分

減少六・一公斤！五十肩也改善了！

人生過了半個世紀，我開始慢慢地感受到身體的重量；另一方面，儘管沒有太嚴重的不舒服，但五十肩造成右肩的疼痛，以及從早上開始就覺得昏昏沉沉的，還是讓我十分困擾。於是我報名了自力整體的瘦身企劃。

首先，最令我印象深刻的是重新審視自己的飲食習慣（整食法）：晚上六點左右吃飯，第二天早上只喝水或液體，讓胃充分休息到午飯時間。我認爲這個方法非常適合我，因爲我的腸胃從以前就很容易出問題（蠕動不佳），所以早上通常什麼也不想吃，但一般人都說「早餐很重要！應該充分攝取營養」，而我也受到這種資訊所惑，勉強自己吃早餐。結果，導致胃一整天都不舒服，感覺身體也很笨重。

當我發現自力整體崇尚「早上是讓胃休息的時間」，早餐不再吃固體的食物後，身體狀況大爲好轉。體重也從五十八・二公斤開始下降，一個月減少三公斤，三個月後減少了六・一公斤。

除此之外，這幾年一直困擾著我、右肩的五十肩也經由「扭轉擴胸運動」（頁一〇四）獲得徹底改善；再加上每晚持續進行「二十分鐘自力整體循環訓練」，半夜不再起來上廁所，可以一覺到天亮了。下半身不再水腫、圓肩改善，背也挺直了。今後也將繼續以夜間的「二十分鐘自力整體循環訓練」爲主，在維持體重不復胖的前提下，以增強肌力爲目標，繼續「自力整體」！

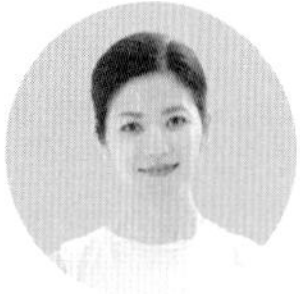

我很高興森女士能發現「早餐是一天活力的來源」這個常識，不一定是金科玉律，認為早上不用吃得那麼好也沒關係，身體反而更輕鬆，還能瘦身哦！

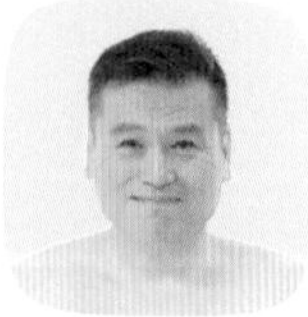

體重減少十一・二公斤！歪斜的腰椎也開始好轉了

伊那宏之先生／五十八歲／身高一七七公分

我經常處於暴飲暴食的狀態，體重曾高達九十五公斤。原本就有「背痛」、「髖關節痛」的老毛病，又因爲體重增加，連膝蓋都開始痛。心想「再這樣下去不行！」於是，前往住家附近的自力整體教室上課。正當我覺得「如果是這種運動，說不定能輕鬆地持續下去」時，得知有這次的自力整體瘦身企劃，就報名參加了。

這三個月來，我每天都在不勉強自己的能力範圍內執行「自力整體」與「整食法」。自力整體的魅力就在於卽使是身體非常僵硬的我也能「在可以做到的範圍內舒服地進行卽可」，此外也有很多躺著做的動作，所以就算肢體笨拙如我也能輕易做到。

於是體重從九十三・一公斤降至八十一・九公斤，腰圍也減少了約十公分。

進行自力整體之後，或許是因爲自律神經變安定，食欲也不再那麼旺盛了，所以執行「整食法」對我來說也不會太困難。我認爲自力整體的好處在於跟傳統必須忍住不吃東西、犧牲口腹之欲的瘦身方式截然不同，而是讓我從根本上不再有暴飲暴食的欲望。意志力這麼薄弱的我，只是過著正常的生活，三個月就減重十公斤以上，這是我有生以來第一次如此成功地瘦下來。最高興的，就是連歪斜的腰椎也逐漸改善。我一定要大力推薦這套「自力整體」與「整食法」給跟過去的我一樣，意志力薄弱又容易吃太多的人。

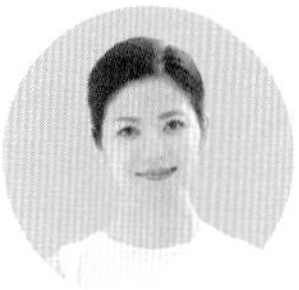

從頁三十三的前後對照圖，可以清楚看出伊那先生歪斜的腰椎正逐漸好轉。但願今後在改善的過程中，自力整體也能幫助他治好這另一個老毛病。

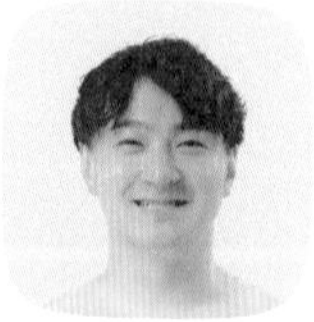

大森康隆先生／三十八歲／身高一七五公分

再忙碌也能輕鬆減少五・八公斤！身體變得更柔軟

我自己開公司，每天過著一半坐在辦公室，一半出門拜訪客戶或出差的生活。生意人本來就有很多交際應酬，尤其自立門戶後，更不好意思拒絕別人的喝酒邀約；很多時候，喝完酒還會跑去吃拉麵或是在便利商店買餅乾零嘴吃。我個人還滿喜歡運動，所以運動量算是多的，但體重還是持續增加，爲了在四十歲以前重新審視自己的生活習慣，報名了這次的自力整體瘦身企劃。

我每天早上進行自力整體，另外由於工作上經常要聚餐，所以在合理的範圍內再加上「整食法」。在意識到「整食法」的前提下，改變了對飲食的想法，成功讓體重從八十六公斤降到八十・二公斤。在所有自力整體的動作中，我特別喜歡彎起一隻腳、抱著膝蓋搖晃的動作（頁一二八的動作三）。以前運動或跑步之後，膕旁肌群及小腿肚會變得很脹，右膝還會隱隱作痛，但我發現這個動作可以伸展會對膝蓋造成不適影響的肌肉，效果非成好。也因爲知道自己可以對自己的身體進行一定程度的保養後，運動時就不必太害怕會不會傷膝蓋了，所以更能安心運動。我認爲只要能徹底地實踐整套「自力整體循環訓練」，長期下來一定能得到健康的身體。

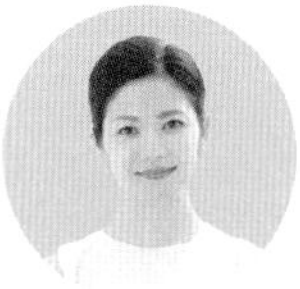

大森先生特地拍下坐姿開腿前彎的前後對照，如此一來就能看出明顯的成果。希望他今後也能繼續觀察自己的身體，將自力整體視為調整體態的工具，好好善加利用。

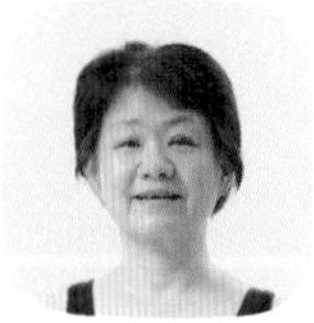

感覺現在是「身體最柔軟」的時刻！

天野暢子女士／六十歲／身高一五九公分

以前參加全員皆爲五十五歲以上的女性主演的舞蹈發表會時，年長的前輩們不是這裡痛、就是哪裡痛，三天兩頭往外科、整骨、按摩、水療的地方跑。不只花錢，來回的交通和等待也相當浪費時間。我一直覺得要是能自力整體，前輩們肯定也會輕鬆許多時，得知這項自力整體瘦身企劃，決定來挑戰一下。每週上九十分鐘的課，並於睡前進行「二十分鐘自力整體循環訓練」。因爲實在太舒服、太好睡，每次都要與瞌睡蟲對抗——我曾經不只一次做到一半就睡著了。

另一方面，因爲有時間制約無法執行「整食法」，最後體重並沒有變化，但也不是沒有令人喜出望外的變化。首先，是我以前完全沒有辦法貼地坐，但沒想到只花了一個月就化不可能爲可能，如今就連「跪姿雙腳貼地向後躺」（頁一一五）也難不倒我。肌肉和關節都放鬆了，和二十歲比起來，感覺現在是身體最柔軟、最有彈性的時刻！體態上也承蒙眞理惠老師說我的臀部比以前更翹了。體重雖然沒有減輕，但體型受到稱讚更令人高興。自力整體最迷人的地方就在於可以在自己方便的時間、穿著家居服在家中自行進行，省去花在看醫生或前去整骨院的來回時間與金錢。我想我今後也會持續下去。

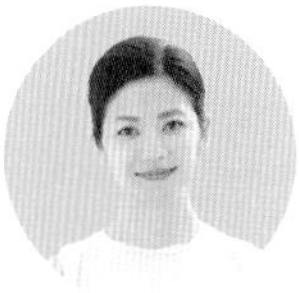

三個月來，我每天觀察天野女士的背影，或許本人並沒有注意到，但她的腰圍和大腿都變細了，最後連臀部的位置也變高了，身形變得更年輕好看。

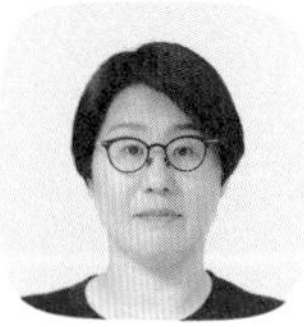

小松理花女士／四十七歲／身高一六七公分

髖關節再也不痛了！背部拉傷的問題也大幅減輕

到了更年期，頭痛和睡眠障礙變得更嚴重了。我的孩子還小，四十七歲就變成這樣，實在很擔心老了該怎麼辦？就在決定開始服用中藥調養身體時，發現了這個自力整體瘦身企劃。過程中，感覺體重在三個月內慢慢地下降（最後從八十・九公斤變成七十七公斤），但比起體重，骨骼的變化更大。胸部和臀部都提起來了，肩膀下降，骨盆不再後傾，腰圍、背部、脖子都變得緊實了。

此外，最明顯的變化莫過於可以熟睡，早上醒來也能感覺神清氣爽。睡眠品質變好的同時，頭痛問題也減輕了。尤其，在進行「二十分鐘自力整體循環訓練」之後特別有感。我有先天性的髖關節毛病，髖關節附近和腰部特別僵硬，以致腰背經常拉傷，但自從做了這套動作後，髖關節再也不痛了。

事實上，產後八年來，我幾乎每晚都飽受髖關節疼痛所苦，如今完全擺脫痛苦，可以毫無壓力地睡覺，除了「感謝」我不曉得還能說什麼。以前每次髖關節痛都不知道該怎麼辦才好，爲此感到非常沮喪，如今知道可以靠自力整體來調整骨盆之後，我再也不用擔心了。

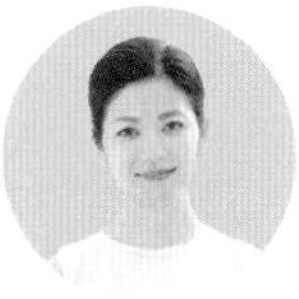

從今以後也不要對體重斤斤計較，重要的是面對身體的感覺、攝取身體需要的熱量，維持肌肉、水分，排出會增加體重的脂肪、老廢物質、多餘的水分（宿便）更重要，就能美美地瘦下來哦！

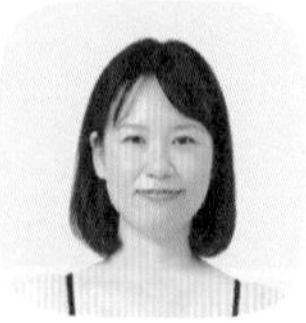

體型和姿勢都變好了，我很滿意！睡眠品質也提升了

鈴木智花女士（假名）／四十一歲／身高一六四公分

自從年過三十，身形就慢慢開始變圓，但我一直假裝沒看見，直到四十歲的現在，體重已經超過六十公斤，坊間的洋裝都快穿不下了，心想這下真的「死定了！」，於是，報名了這次的自力整體瘦身企劃。

我原本就是那種就算努力減肥，也遲遲看不到結果的人，所以停滯了好一會兒。沒想到兩個月後，體型明顯變得緊實。感覺全身都變輕了，體態也變好。體型改變比體重減輕更容易給人「瘦下來」的感覺，所以我很滿意！

結果三個月後，體重從六十二・一公斤減少到五十七・八公斤。除了體型改變外，以前睡覺會頻繁起床上廁所的問題也改善了，睡眠品質整個變好了。

我特別喜歡自力整體的特徵之一，就是伸展的同時加入「搖晃」的動作，因爲這給予身體的刺激，跟單純伸展肌肉的運動截然不同。經歷過這三個月的努力，感覺自己已經完全知道今後該如何維持體態和保養身體了：不管發生什麼事，只要有自力整體就沒問題。

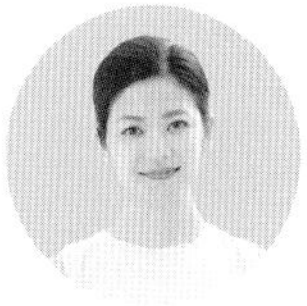

即便沒能馬上看到結果，鈴木女士也不著急，有耐心地持續進行三個月。明明沒運動，體態卻大幅改善，獲得比減輕體重更大的收穫，我認為這點非常棒。

後記

以推廣女性預防醫學爲己任，持續讓自力整體發揚光大

如何？各位讀到這裡，也實踐了自力整體之後，身體肯定「變得暖和、柔軟」吧！身為作者，再也沒有比看到各位養成自力整體的習慣、身心都變得健康更欣慰的事了。將來，我想研究女性的預防醫學與自力整體之間的作用，讓更多人知道和明白「自力整體」的好處。女性的一生從初經到生理期、懷孕、生產、更年期、老年期，各個階段都有各種不舒服的症狀會找上門。我希望能幫助大家了解自身的不適和疼痛，並相信我們有與生俱來的自癒力。

最後，這本書能出版，受到鑽石出版社的責任編輯土江英明先生、負責企劃與構成的依田則子女士非常大的幫助。從第一次開會討論到本書完成的現在，我一直懷疑怎麼還沒有人拿出「整人大爆笑」的牌子來笑我，感覺就像做夢一樣。打從心底感謝他們親身實踐自力整體、感受到效果，幫助我完成這本書，在企劃、攝影、挑選照片、編輯的每一個過程中採納我們父女的意見，並從讀者的角度給予明確的指示，細心地將這本書做得更淺顯易懂。

謝謝我的家人。多虧有你們一直在身邊支持我，我才能毫無後顧之憂地放心工作。真的非常感謝你們。也謝謝所有參與自力整體瘦身企劃的朋友，感謝各位三個月來一直相信著自力整體。至於在全日本各地推廣自力整體的教練，未來也請多多指教。最後是我的父親。我非常尊敬您至今仍致力於讓自力整體更進步的精神，今後我也將繼承您的意志，持續推廣自力整體。

矢上真理惠
二〇二二年十一月

神奇的自力整體：3 個月就見效！只要讓身體變暖和柔軟，就可以找回健康還能自然瘦 /
矢上真理惠著 ; 矢上裕監修 ; 賴惠鈴譯 . -- 初版 . -- 新北市 : 晴好出版事業有限公司出版 :
遠足文化事業股份有限公司發行 , 2023.12
176 面 ; 14.8x21 公分
ISBN 978-626-7396-15-5(平裝)

1.CST: 健康法 2.CST: 運動健康

411.7 112018650

Health 004

神奇的自力整體

3 個月就見效！只要讓身體變暖和柔軟，就可以找回健康還能自然瘦

作者｜矢上真理惠
監修｜矢上裕
譯者｜賴惠鈴
封面設計｜比比司設計工作室
內文排版｜周書宇
特約編輯｜周書宇
責任編輯｜黃文慧

出版｜晴好出版事業有限公司
總編輯｜黃文慧
副總編輯｜鍾宜君
行銷企劃｜吳孟蓉、胡雯琳
地址｜10488 台北市中山區中山北路三段 36 巷 10 號 4F
網址｜https://www.facebook.com/QinghaoBook
電子信箱｜Qinghaobook@gmail.com
電話｜(02) 2516-6892
傳真｜(02) 2516-6891

發行｜遠足文化事業股份有限公司
（讀書共和國出版集團）
地址｜231 新北市新店區民權路 108-2 號 9F
電話｜(02) 2218-1417
傳真｜(02) 2218-1142
電子信箱｜service@bookrep.com.tw
郵政帳號｜19504465
（戶名：遠足文化事業股份有限公司）
客服電話｜0800-221-029
團體訂購｜02-22181717 分機 1124
網　　址｜www.bookrep.com.tw
法律顧問｜華洋法律事務所／蘇文生律師
印　　製｜東豪印刷

初版一刷｜2023 年 12 月
定　　價｜420 元
ISBN｜978-626-7396-15-5
EISBN (PDF)｜9786267396100
EISBN (EPUB)｜9786267396162

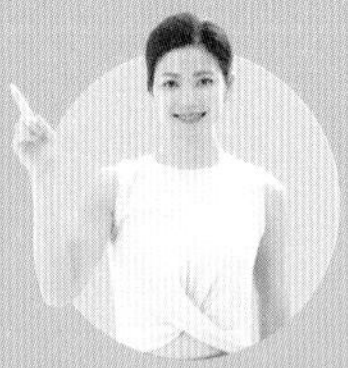

今天的緊繃，自己來放鬆！